集団の精神病理

柏瀬 宏隆 編著

株式会社 新興医学出版社

序

　心理学や社会学の分野においては、集団の心理や群集心理を取り扱った書籍はある。グループダイナミックス、個人と集団、パニック、うわさ、デマ、などに関するものである。しかしながら、精神医学の分野においては、専ら個人の精神病理が取り上げられてきた。集団の精神病理についてまとまって取り上げた書籍は、見当たらないようである。

　現代でも「集団の狂気」とも言うべき病態がマスコミを賑わせている。一人では不可能な、集団の力学によって初めて可能となるような、「狂気」であり「異常行動」である。

　本書は、そのような集団の精神病理を精神医学的にまとめたものである。まず、本書の内容を、ごく簡略に概観してみる。

　柏瀬宏隆のものは、既論文（「感応性妄想性障害」別冊日本臨床、2003年6月28日刊）を書き改めたもので、感応精神病についての概説であり入門編である。やや古い内容をまとめたので、我が国における最近10年間の研究の特徴も次に追加しておいた。以前の特徴（憑依感応型が中心）と最近の10年間の特徴（妄想感応型が中心）とを比較して読んでいただければ、幸いである。

　清水光恵氏は、感応精神病の研究について、フランス、ドイツ語圏、英米、日本のかなり古い文献も狩猟し、紹介している。文化的かつ時代的考察も加えている。日本における変化として、「戦前は憑依状態が多く、戦後は時代が下がるにつれ被害妄想が中心になる」点を、実証的に確認した。

　高橋祥友氏は、フィクションが誘発した群発自殺の例（近松門左衛門と心中世話物、ゲーテとウェルテル効果）や、実際の自殺が引き起こした群発自殺の例（アイドル歌手の自殺、ウィーンの地下鉄の自殺）を、大変興味深く述べており、群発自殺の予防のためのマスメディアに対する自殺報道のあり方も提言している。

　玄　東和、張　賢徳の両氏による「ネット心中」では、はじめに現代のインターネット社会に至るまでの青年期の特徴を歴史的に触れ、次いでインターネットにおけるコミュニケーション様式・集団心理や自殺関連サイトの問題点、ネット心中における呼びかけ人と追随者の特徴を述べ、そして終わりにネット心中への予防策が具体的に提案されている。集団の精神病理と関連して、インターネット社会の闇の部分を照射している。

西田公昭氏は、社会学者である。氏はオウム真理教事件や統一教会をめぐる裁判に実際に関与されただけあって、カルト集団とマインド・コントロールの恐るべき実態を暴き出している。破壊的カルトは宗教集団を装う点、マインド・コントロールの本質はビリーフ・システムの大幅な変容とその強化にある点、そしてその実例としてのオウム真理教の教義を明らかにし、カルトに囚われると様々な心理状態（無力感、自己愛と信じない人への冷笑観、疲労感と切迫感、恐怖感）の中に置かれ、カルト信者は4つの自己封鎖システム（カリスマ的権威、卓越したビリーフ・システム、支配システム、影響システム）の中に閉じ込められる。マインド・コントロールの6手順が生々しく記載され、マインド・コントロールが解けたあとの脱会者の心理的苦悩も明らかにしている。私は読んでいて、マインド・コントロールされて入会した人々とその家族に思いを馳せ、胸のつぶれる思いがした。

斎藤　環氏は、いじめの集団力動を論じ、内藤朝雄のIPS（Intrapsychic-Interpersonal Spiral）理論を説明している。学校や教室は、「中間集団全体主義」社会の1つであり、いじめタイプのIPS（心理過程と社会過程とが相互に誘導しあうループ）を賦活するという。斎藤氏は、最近の若者を「ひきこもり系」と「自分探し系」の2モードに分け、「ひきこもり系」はコミュニケーションは苦手であるが比較的安定した自己イメージを持ち、「自分探し系」はコミュニカティブであるが自己イメージは不安定である。「自分探し系」がスクールカースト（学校カースト）の上位を占めることになる。最後に、いじめの対応策について触れている。

高橋隆夫氏は、集団ヒステリーを取り上げている。自験報告例の「紡績工場の女子工員の2事例」を呈示して再考察を行い、集団ヒステリーの発症機序としてそれぞれ「慰安旅行の帰途のバスの中」という状況と「入院」という状況とに着目し、「関係反応タイプ」と「驚愕反応タイプ」とを重要視する。そして、集団ヒステリーの我が国の既存の報告例においては、「思春期年代女性の同一化欲求の昂まり」（西田博文）や「対人的葛藤」に注目している。

佐藤　寛氏の論文は、本書の中ではいささか異色であって、フロイト理論に基づく論考である。集団としては宗教（特にキリスト教）と軍隊とに触れ、フロイト理論の基本概念の解説を交えながら、所論を展開している。フロイト理論を縦横に駆使しており、本書全体を理論的に根底から支えてくれるものとなっている。

以上のように、本書の内容を一覧してみると、集団の精神病理は臨床場面から社会病理現象に至るまで広汎に（かつ現代的に）関わっていることに改めて気づかされるのである。

このような専門書の出版を快諾していただいた、親愛なる㈱新興医学出版社・服部治夫氏には心からの謝意を表したい。今回も、氏には大変お世話になりました。
　本書が精神科医、および精神科関連領域の方々、教育界や法曹界およびマスコミ関係者にも、お役に立つものとなることを念願してやまない。

平成20年　盛夏

柏瀬宏隆

執筆者一覧

編著
柏瀬宏隆

執筆者（執筆順）

柏瀬宏隆（医療法人十字会　松見病院・院長補佐）

清水光恵（神戸大学保健管理センター）

髙橋祥友（防衛医科大学校　防衛医学研究センター行動科学研究部門・教授）

玄　東和（帝京大学医学部附属溝口病院精神神経科・助手）

張　賢德（帝京大学医学部附属溝口病院精神神経科・教授）

西田公昭（静岡県立大学看護学部・准教授）

斎藤　環（医療法人社団爽風会　佐々木病院・診療部長）

髙橋隆夫（医療法人社団仁誠会　大湫病院）

佐藤　寛（大阪市立総合医療センター児童青年精神科）

目　次

序 …………………………………………………………………………… i

第1章　感応精神病
Ⅰ. 序　論 ……………………………………………（柏瀬宏隆）1
1. 概　念 …………………………………………………………… 1
2. 病　因 …………………………………………………………… 2
3. 治　療 …………………………………………………………… 5
Ⅱ. 我が国における最近10年間の研究 ……………（柏瀬宏隆）9
1. 感応精神病についての症例報告 ……………………………… 9
2. 感応精神病についての解説、研究 ………………………… 13
3. 初発から約30年の経過を観察している感応精神病の母娘例（自験例）…… 14
4. まとめ ………………………………………………………… 15
Ⅲ. 総　説 ……………………………………………（清水光恵）18
1. 欧米諸国の文献の展望 ……………………………………… 18
2. 日本の文献の展望 …………………………………………… 22
3. 1904-2005年の日本における感応精神病の特徴の変化 …… 26

第2章　群発自殺 ……………………………………（高橋祥友）33
Ⅰ. 群発自殺とは ……………………………………………… 33
Ⅱ. フィクションが誘発した群発自殺 ……………………… 35
1. 近松門左衛門と心中世話物 ………………………………… 35
2. ゲーテとウェルテル効果 …………………………………… 36
Ⅲ. 実際の自殺が引き起こした群発自殺 …………………… 37
1. アイドル歌手の自殺とその後に生じた群発自殺 ………… 37
Ⅳ. マスメディア報道と群発自殺 …………………………… 40
1. ウィーンの地下鉄の自殺と報道ガイドライン …………… 40
Ⅴ. 報道のあり方 ……………………………………………… 42

第3章　ネット心中 ……………………………（玄 東和、張 賢徳）45

Ⅰ．ネット心中とは ………………………………………………………45
Ⅱ．現代における青年期の特徴 …………………………………………46
Ⅲ．インターネットの普及 ………………………………………………47
Ⅳ．インターネットにおけるコミュニケーション様式 ………………48
　　1. 印象形成 …………………………………………………………48
　　2. 匿名性による脱抑制 ……………………………………………48
　　3. 自己防衛性 ………………………………………………………48
Ⅴ．インターネットにおける集団心理 …………………………………49
　　1. 集団成極化 ………………………………………………………49
　　2. インターネットにおける集団の特性 …………………………49
Ⅵ．自殺関連サイトにアクセスする人たち：精神医学的考察 ………50
　　1. 呼びかけ人に見られる精神障害 ………………………………51
　　2. 追随者に見られる精神障害 ……………………………………51
Ⅶ．自殺関連サイトが自殺を促進する要素 ……………………………52
　　1. インターネットでは自殺をしようとする考えが肯定される …53
　　2. インターネットでは自殺の情報や手段を得やすい …………53
　　3. インターネットでは自殺仲間を簡単に獲得できる …………54
Ⅷ．ネット心中の予防策 …………………………………………………55
　　1. 精神科診療でネット心中を扱う ………………………………55
　　2. 不安定なアイデンティティを支える …………………………56
　　3. メディアリテラシー教育を充実させる ………………………56
　　4. 集団成極化を意識させる ………………………………………57
　　5. 自殺予防に関するサイトを増やす ……………………………57

第4章　宗教と集団の病理 ………………………………（西田公昭）60

Ⅰ．宗教カルトとマインド・コントロール ……………………………60
Ⅱ．マインド・コントロール ……………………………………………62
　　1. 操作されるビリーフ・システム ………………………………62
　　2. カルトの自己とビリーフ・システム …………………………63
　　3. カルトのアイデンティティ ……………………………………64
　　4. 自己を封鎖するマインド・コントロールのシステム ………66

Ⅲ. 自己を変容させる心理操作の手法 ……………………………69
　　1. 洗脳とマインド・コントロール ………………………………69
　　2. マインド・コントロールの手順 ………………………………69
　Ⅳ. マインド・コントロールによる自己封鎖が解かれるとき ……71
　　1. 自己封鎖が解ける状況 ………………………………………71
　　2. 破壊的カルト脱会後の心理的苦悩 …………………………72

第5章　いじめの集団病理 ……………………………(斎藤環) 77
　Ⅰ. いじめの集団力動 ………………………………………………77
　Ⅱ. 内藤朝雄によるIPS理論 ……………………………………78
　Ⅲ. 「スクールカースト」とは何か ………………………………81
　Ⅳ. 「コミュニケーション格差」の問題 …………………………82
　Ⅴ. 「キャラ」とはなにか …………………………………………84
　Ⅵ. 病理への対応策 …………………………………………………87

第6章　集団ヒステリーについて ……………………(高橋隆夫) 90
　Ⅰ. 紡績工場 …………………………………………………………91
　　1. 紡績工場、その1 ……………………………………………91
　　2. 紡績工場、その2 ……………………………………………94
　Ⅱ. 自験例に関する考察 ……………………………………………96
　Ⅲ. 従来の報告例について …………………………………………98
　Ⅳ. 最近の報告例について …………………………………………99

第7章　集団心理と個人心理 ……………………………(佐藤寛) 104
　　1. 集団の心 ………………………………………………………104
　　2. 愛が集団を作る ………………………………………………105
　　3. キリスト教における愛 ………………………………………105
　　4. 個人的な愛のもたらす苦悩 …………………………………106
　　5. ヤマアラシのジレンマ ………………………………………106
　　6. 恋着——惚れ込むこと ………………………………………107
　　7. 同一化 …………………………………………………………108

- 8. 軍隊における愛 …………………………………………109
- 9. 攻撃性の問題 ……………………………………………109
- 10. 生の欲動と死の欲動 …………………………………110
- 11. キリスト教における罪の意識 ………………………111
- 12. 個人の歴史と人類の歴史 ……………………………112
- 13. 家族という集団 ………………………………………112
- 14. 古代における家族──原始群族 ……………………114
- 15. 自我、エス、超自我 …………………………………115
- 16. 原父の殺害という事件 ………………………………116
- 17. まとめ …………………………………………………117

索引 ……………………………………………………………120

第1章 感応精神病

I. 序　論

1. 概　念

(1) 感応精神病とは

　感応精神病とは、「主に家族内において1人の精神障害者の精神症状（とりわけ妄想および妄想観念）が、他の1人または1人以上の人々に転移され、複数の人々が同様な精神症状を呈している状態」[1]をいう。すなわち、2人、3人と複数の人々が同時に同様な精神異常を呈するものである。最初に精神異常を呈した者を発端者（感応者）、その影響を受けた者を継発者（被感応者）と呼ぶ。相互に影響し合っていて、どちらがどちらであるかを決定しにくい症例もある。

　感応精神病 induziertes Irresein は、2人組精神病 folie à deux と同義語として用いられている。しかし、前者はドイツ語圏に由来し感応という「機制」を強調した用語であるのに対し、後者はフランス語圏に由来し、複数の人々が同時に同じ精神異常を呈しているという「様態」を示した用語である。さらに、感応精神病が継発者の診断名としてのみに用いられる場合もあることに注意したい。感応精神病は、ICD-10[4]では感応性妄想性障害 induced delusional disorder として、また DSM-IV[2] では共有性精神病性障害 shared psychotic disorder として扱われているが、いずれも継発者の診断名である。

　疫学については、DSM-IV[2] の共有性精神病性障害の解説によると、本症の有病率についての系統だった情報はほとんどないこと、認められるほどまでに至らない症例もあること、本症は臨床場面ではまれであること、男性よりも女性で幾分多いこと、などの点が示唆されている。

(2) 診断基準

　感応精神病の診断基準として歴史的に有名なものは、Dewhurst と Todd によるものである。それは、次の3基準[3] である。
　1. 親密な共同生活

2. 妄想内容（異常体験）の類似性
　3. 当事者相互による妄想内容（異常体験）の受容・支持・共有
　本症のDCR（Diagnostic Criteria for Research）-10[4]による診断基準もあげておく（A〜C）。
- A. 本症者は、ほかの人によって元来保持されていた妄想や妄想体系を発展させている。
- B. 当事者たちは、お互いに異常なほど親密な関係にあり、他人からは相対的に孤立している。
- C. 本症者は、その相手と接触する前には妄想を有していたことはなく、ほかの精神障害にも罹患していたことはない。

(3) 分　類

　分類については、Gralnick, A. の4型分類が有名である。
1) folie imposée（imposed psychosis）
　　発端者が精神病者であり、継発者が健常者である場合。
2) folie simultanée（simultaneous psychosis）
　　同じ原因により同時に精神異常をきたすが、発端者と継発者の間に精神的感染は考えられない場合。
3) folie communiquée（communicated psychosis）
　　継発者が発端者から分離されても妄想を保持し続ける場合。
4) folie induite（induced psychosis）
　　発端者も継発者も精神病者の場合。

　日本では吉野[5]が、狭義の感応精神病を憑依感応型と妄想感応型とに分類した。柏瀬[5]は、発端者は精神病者である場合が多いことから、Gralnick, A. の4型分類を批判して継発者が精神病者か健常者かの2分類で十分ではないかと主張している。

2. 病　因

(1) 発端者と継発者との関係と社会状況[5]

　感応精神病は一般に、発端者、継発者、その両者の関係、その生活史・社会文化的影響、の4要因が相互に絡み合って発生する。

　発端者については、診断名としては統合失調症、パラフレニー、パラノイア、その他、妄想反応、祈祷精神病などがみられていた。その性格特徴として、権威的、主導的、支配的、積極的、強力的、闘争的、あるいは積極的―排他的、

攻撃的―妄想的な点が指摘されており、要するに「強い自我」が関係する。

継発者については、診断的にはヒステリー、知能低下、反応精神病、統合失調気質（統合失調病質）、統合失調症、妄想反応、心因反応、祈祷精神病などがみられていた。性格特徴としては、引きこもりがち、隠遁的、閉鎖的、依存的、服従的、受動的、被暗示的、情緒的未熟性、視野の狭小さ、迷信深さ、などがあげられ、要するに「弱い自我」と関係する。継発者側における妄想受容への準備性やその心理的要求性が関与している場合もある。

発端者と継発者との関係には、長い間親密な共同生活を営んでいて、しかもその両者の間に優位―依存関係あるいは支配―従属関係のみられることが多い。優位―依存関係を決定する諸要因にDewhurstら[3]は、年齢、知性、教育、衝動（攻撃性）などをあげた。しかしながら、年齢に関しては例外も少なくない。また経済力、身体の健康度なども優位―依存関係を決定する要因となりえよう。

柏瀬[1]は、以上のような一方向性の関係ではなく、両者の「相互依存関係」が感応精神病の発生に重要である点を強調している。

発端者と継発者との生活史や環境の特徴に関しては、以前は、貧困な生活環境、精神的外傷歴、不幸な境遇、田舎から都市への移住、少数者集団、などがみられ、このような共通の負い目やコンプレックスは、当事者同士の連帯と結びつきを強め、外部に対しては生活防衛上閉鎖的な態度をとらせて、狭い生活圏に孤立させる要因となりえた。

社会文化的状況についてみると、以前は、富裕層や有識層の出身者は少なく、大部分が「伝統指向」型の中流以下の庶民層から発生してきた。すなわち、これまで、社会文化的に立ち遅れた僻地や村落の低階層で多くみられ、このような地域のシャーマニズム的信仰風土や迷信的な雰囲気が、その動因に重要であると考えられていた（特に、吉野のいう憑依感応型の感応精神病において）。

しかしながら、近年ではわが国でも中都市や大都市における吉野のいう妄想感応型の感応精神病が数多く報告されるようになってきている。

(2) 感応精神病の発生過程

なぜ発端者が継発者に感応するのかの機制については、学派や立場によって様々な説明がなされている。例えば、模倣、伝染・感染、同情・共感、被暗示性、催眠、洗脳、マインド・コントロール、取り込み、同一化、転移、自我境界の障害、潜伏した同性愛傾向、学習（条件づけ）、客観性喪失と共通の主観性、……などである。以上のうち、最近では同一化（同一視）が重要視されている（攻撃者への同一化、投影性同一視、など）。

発端者が抱く妄想は、「ありえそうな内容」であり、その上継発者の「内的要求を満たす内容」であればあるほど、継発者に受け入れられやすくなるものである。

感応精神病の発生過程[6]については、柏瀬が「発端者の異常性に対する継発者の態度」によって、4期に分けて整理している（**図1**）。

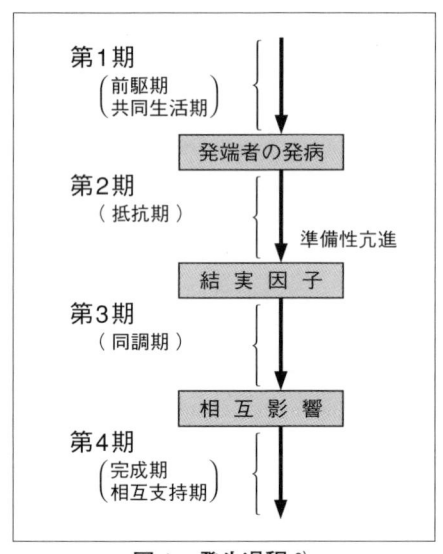

図1　発生過程[6]

第1期は前駆期（共同生活期）で、いわば発端者と継発者とが共同生活を送っている時期である。この時期の間に、一般に当事者は当事者だけの閉鎖的な孤立した生活状況に入っていく傾向が認められる。

やがて発端者が発病してくるが、はじめ継発者はこの発端者の異常性に対して「そんな馬鹿なことはない、思い過ごしではないか、疲れているのではないか」などと、抵抗することが少なくない。これが第2期の抵抗期である。

第3期は同調期で、継発者が発端者の異常性に共鳴して同調してしまう時期である。そして、この第2期から第3期への移行にあたっては感応精神病に至る準備性が亢進し、しかも「引き金」となるような結実因子のみられることが多い。

さらに同調が進むと、もともと影響を受けた継発者が異常性に関して逆に発端者に影響を及ぼすようになり、妄想を相互に支持し強化し合う時期がきて感応精神病は完成する。これが第4期（完成期、相互支持期）で、こうして病的

な妄想共同体が形成される。

　以上の4期は理想型あるいは理念型であって、すべての症例がこの4期を経るわけではなく、また必ずしもこの順序で経過するわけでもない。しかしながら、この理想型にあてはめて考えていくことによって臨床例の特徴が明確化してくるといえよう。

　柏瀬[6]は、このような経過のうえから、第4期にまで進んだ症例を完成型、第3期にとどまった症例を不全型として分けて整理している。

3. 治　療

(1) 治療の原則と寛解過程

　治療の原則は、当事者たちを環境から離し、かつ当事者同士を分離させることである。感応された継発者は、発端者と離れるだけで軽快に向かうことが多い。他方、発端者の方はその原疾患の経過をたどるので、原疾患の治療に準拠する。

　しかしながら、当事者同士の分離がなかなか困難な場合もある。

　柏瀬らは、継発者の寛解過程[7]を「病識」という観点から次のように3期に分けている。

1) 離脱期

　　継発者が発端者から離れて、正しい現実検討や病識が生じてくるまでの時期である。治療上、継発者における発端者への分離不安と依存性とをサポートしなければならない時期である。継発者は、発端者の妄想に対して半信半疑となりつつ、狭間を揺れ動きながらも、次第に病識を獲得していく。

2) 自己批判期

　　まず、自分自身の精神状態に対して病識が出てくる時期である。しかし、自分の過去の言動についてすべて病識が出てくるということはむずかしい。

3) 他者批判期

　　次に、発端者や他の継発者の言動に対しても病識が出てくる時期である。自己批判期に並行して生じてくることもある。この時期においては、相互の関係を再構築していくことが治療上重要となる（一般的には、相互依存の関係から相互自立の関係へ）。

(2) 外来治療と入院治療

　当事者たちが軽症な場合、外来で治療を試みる場合もあるが、一般的にはどちらか一方か両者の入院治療が必要になることが多い。したがって、入院治療

に際しては以下のような可能性が考えられる。
1) 発端者だけが入院し、継発者は入院しない場合
2) 継発者だけが入院し、発端者は入院しない場合
3) 両者ともに入院する場合
   ①両者が別々の病院に入院する場合
   ②両者が同じ病院に入院する場合
      a) 両者が別々の病棟に入院する場合
      b) 両者が同じ病棟に入院する場合

継発者の病態レベルによっても異なるが、臨床上は、1）の場合のことが多い。

一番最後のように、当事者同士を分離させることが困難な場合には、当事者を同じ病院内のしかも同じ病棟内に入院させることもある。しかし、この場合には、妄想を相互に支持・強化し合うことがあって、治療経過は一般に良好ではない。

なお、当事者たちを入院させるのにあたっては、ほかの家族や親戚の人々の協力、保健所保健師や相談員などの協力も得るように配慮することが大切である。

家族の感応され方について柏瀬[1]は、家族の一部だけを巻き込んだ家族部分型と、家族全体を巻き込んだ家族全体型とに分けている。後者の家族全体型の感応精神病の場合においては、彼らを治療レベルにのせるのが非常に困難であり、結果的には両者がともに強制入院となることが少なくない。

(3) 薬物治療

両者に対して適宜対症的に、抗精神病薬、睡眠薬、時に抗不安薬や抗うつ薬などを投与する。抗精神病薬では、文献上、haloperidol（Serenace）、bromperidol（Impromen）、sulpiride（Dogmatyl）などがよく使用されてきた。憑依感応型の感応精神病ではより強力な投薬を行う。今後は、新規抗精神病薬が使用されていくことであろう。

(4) 精神療法

当事者同士の閉ざされた病的な連帯を開放し、このたびの異常な感応状態に対する洞察を深めさせながら、現実検討を増しつつ、より開かれた精神的視野を獲得させていくことが大切である。

両者に相互依存関係が認められる場合には、相互依存から相互自立へと時間をかけてじっくりと両者を導いていく。

(5) 家族療法

　感応精神病は、家族病理の特異なケースである。結果として病的な共生関係を形成しているので、相互の自我境界が明確になるように働きかけていく。そのためには、個人面接と同席面接とを併用する。

　当事者間の「依存と自立の葛藤」の処理が必要となるケースもある。

　このように当事者同士の自我境界を明確化しつつ、それぞれの新しい役割の獲得や新しい生活空間への参加をも援助していく。

(6) 各種の集団療法

　これには、当事者たちの同時の出席もよいが、どちらか一方の出席だけでも当事者の相互依存関係や周囲からの孤立的状況を洞察させ変えさせうる契機となりうる。

　さて、改善した後に当事者たちを同じ共同生活の場に再び戻す場合には、再発をきたさないように充分に留意する。それには、当事者の定期的な外来通院のほかに、身近な親戚や保健所保健師などの第三者の継続的な訪問を考慮することが必要となるケースもある。

　最後に、感応精神病の辺縁の病態として、集団ヒステリーと社会病理現象としての集団感応現象とが挙げられる。集団ヒステリーは、主として思春期の学友（女子生徒）間に生じ、主として身体症状（過換気症候群など）を呈する。社会病理現象は、匿名者間に生じ、異常行動を呈する。この社会病理現象の最近の事例としては、ネット自殺（インターネットを介した集団自殺）が挙げられよう。

文　献

1) 柏瀬宏隆：感応精神病に関する臨床的研究. 慶応医学 56：249-273, 1979
2) American Psychiatric Association：DSM-IV 精神疾患の診断・統計マニュアル, p.314, 医学書院, 東京, 1996
3) Dewhurst K, Todd J：The psychosis of association - Folie à deux. J Nerv Ment Dis 124：451-459, 1956
4) World Health Organization：Pocket Guide to the ICD-10 Classification of Mental and Behavioural Disorders with Glossary and Diagnostic Criteria for Research, WHO, Geneva, 1994
5) 柏瀬宏隆：感応精神病（感応性妄想性障害）. 臨床精神医学講座　第3巻　精神分裂病II, pp.445-458, 中山書店, 東京, 1997

6) 柏瀬宏隆：感応精神病について─大都市における自験四例の考察. 精神経誌 79：571-575, 1977
7) 柏瀬宏隆, 加藤誠：感応状態（感応精神病, 二人組精神病）. 精神科治療学 12 (3)：223-231, 1997

II．我が国における最近10年間の研究

　我が国における1995年までの感応精神病の全報告例については、既に筆者[14]が一覧表にしてまとめている（はじめは71組、次いで113組である）。本稿では、その後の1996年から2005年までの最近10年間の我が国における感応精神病の全報告例とその研究の歩みとを、展望しておきたい。

　その際、筆者は表1に示すとおり、（病的な集団感応現象を広くとり）感応精神病は狭くとって、主に家族内に発生し、妄想を呈した症例に限定して検討する。そして最後に、約30年間の経過を観察しえた稀有な自験例[14]を再報告し、本例において最近みられた変化につき言及する。

表1　病的な集団感応現象

	感応精神病	集団ヒステリー	社会病理現象
主な当事者	家族	思春期の学友（女子生徒）	群集 会衆 乱衆
主な症状	妄想	身体症状	集団行動 パニック

1．感応精神病についての症例報告

　表2に示すように、筆者が調べえた範囲では、この10年間で、論文としての症例報告が10例、学会抄録の症例が10例あった。計20例である。
　表2の順序に従って、上から全ての症例をごく簡略に概観しておく。
　谷川ら[24]の例は、継発者の1人が祖母で90歳であり、この10年間の症例報告の中では最高年齢者である。
　塚崎ら[26]の例は、母（パラノイア）の嫉妬妄想を長女が共有した点で興味深い。

表 2 我が国の報告例（1996年～2005年）

報告者（年）	発端者（診断名，年齢）	→	継発者（診断名，年齢）	相互の関係	共有した症状	発生地	備考
合川ら[24]（1996）	娘（分裂病, 43歳）	→	母（分裂病, 69歳）	相互依存	被害・関係妄想	中都市（?）	folie à trois の家族例。44年間, 3世代の3人暮らし。その後, 祖母は死亡。
		→	祖母（妄想反応, 90歳）	優位→依存（?）			
塚崎ら[26]（1997）	母（パラノイア, 55歳）	→	長女（妄想反応, 34歳）	相互依存	嫉妬妄想	中都市（?）	folie à trois の家族例。
		→	長女の夫（妄想反応, 36歳）	相互依存	被害妄想		
長友ら[20]（1998）	母（妄想性障害, 53歳）	→	長男（妄想反応, 24歳）	優位→依存	被害・関係妄想	中都市（?）	父を傷害致死に至らしめた, 母と息子の例。
小畠ら[21]（1998）	兄（分裂病, 72歳）	⇄	妹（分裂病, 58歳）	相互依存	悪魔妄想	中都市（?）	狭義のfolie à deuxあるいは感応精神病ではなく, 不完全型の例。
松井ら[18]（1999）	長女（分裂病, 35歳）	→	次女（心因反応, 29歳）	相互依存	体感幻覚	大都市	
		→	母（心因反応, 68歳）	相互依存	体感幻覚		
森山[19]（2000）	父（分裂病, 46歳）	→	母（妄想反応, 37歳）	優位→依存	被害妄想	中都市	folie à quatre の家族例。発端者は身障者。4人とも入院治療は受けていない。4人以上の報告例26組と, 比較した。
		→	長女（妄想反応, 16歳）	優位→依存	被害妄想		
		→	次女（妄想反応, 11歳）	優位→依存	被害妄想		
鷲見ら[29]（2001）	夫（妄想観念, 84歳）（妄想性人格障害）	→	妻（心因反応, 70歳）	優位→依存（相互依存）	幻覚・妄想状態	大都市（?）	高齢者の夫婦例。難治例。治療抵抗性例。folie communiquée の例といえる。
前田ら[17]（2001）抄	夫（痴呆, 幻覚・妄想状態, ?）	→	妻（心因反応, ?）	相互依存（?）	幻覚・妄想状態	地方	高齢者の夫婦例。
前田ら[17]（2001）抄	妻（被害妄想, ?）	→	夫（心因反応, ?）	相互依存（?）	被害妄想	地方（?）	高学歴の夫婦例。
岩川ら[4]（2002）抄	伯母（分裂病, ?）	→	娘（心因反応, 9歳）	優位→依存（?）	幻覚妄想状態	?	継発者が小児の例（9歳）。分裂病の伯母, 母, 叔父との閉鎖的な家庭環境で養育された女児に, 幻覚・妄想状態が認められた。家族との分離により幻覚は消失したが, 妄想が消失するのには約2ヶ月を要した。
	母（分裂病, ?）						
	叔父（分裂病, ?）						
土田ら[25]（2002）抄	?	→	外国人留学生（妄想反応, ?）	優位→依存	被害妄想	中都市	外国人同士の例。
青木ら[1]（2002）抄	妻（妄想反応, 69歳）	→	夫（妄想反応, 71歳）	相互依存	被害妄想（妄想性うつ病）	大都市	夫は開業医, 妻はその手伝いをしてきた。高齢者の夫婦例。妻はうつ病と診断され, 心中の危機が生じた。

上平[27](2002)抄	妹(分裂病, 67歳) → 姉(心因反応, 73歳)	依存→優位(?)	幻覚・妄想状態	?	高齢者の姉妹例。
上平[27](2002)抄	母(分裂病, 66歳) → 息子(妄想反応, 32歳)	優位→依存		?	母子家庭。息子は聴覚障害者。
佐藤ら[22](2002)	母(妄想性障害, 72歳) → 息子 (分裂病質人格障害, 40歳)	優位→依存 (支配→従属)	被害妄想, 幻嗅	大都市	被害妄想のほかに, 幻嗅も共有した母と息子の例。幻視, 幻嗅は, 幻視や幻聴と比べて感応しやすい。
小坂ら[15](2002)	夫(躁うつ病, 43歳) → 妻(非定型精神病, 39歳)	相互依存 (優位→依存)	誇大妄想	中都市	躁状態の夫の誇大妄想が非定型精神病の妻へ感応した夫婦例。
平澤[3](2003)抄	娘(分裂病, 21歳) → 母(妄想反応, ?)	?	被害妄想	中都市(?)	妄想は共有されたが, 幻聴は共有されなかった。妄想は外部空間に生じ, 幻覚は内部空間に生じる。
清水[23](2004)	妻(統合失調症, 34歳) → 夫(統合失調症, 41歳)	相互依存	被害妄想 (追跡妄想)	中都市(?)	統合失調症におけるfolie à deuxの心因と内因について考究し, folie à deuxを「私た(心因性)と「私」型(非心因性=内因性)との2種に区別した。
山家ら[30](2005)抄	夫(憑依妄想, 48歳) → 母(妄想反応, ?) → 妻(妄想反応, ?) → 長男(妄想反応, ?) → 長女(妄想反応, ?)	相互依存	憑依妄想	中都市(?)	夫が, 娘の不登校という不安状況を機に感依妄想を呈し, のちに家族全員に同じ憑依妄想が共有された5人組精神病。実際に診察・治療に関わったのは夫のみである。
上平[28](2005)抄	長女 (被害・関係妄想, 27歳) → 母(妄想反応, ?) → 父(妄想反応, ?) → 次女(妄想反応, ?)	相互依存(?)	被害・関係妄想	中都市(?)	新興宗教に参加した長女に, まず母が感応され, さらに次女も感応された4人組精神病。母が父から生体肝移植を受けた肝移植家族である。

長友ら[20]の例は、母と息子の例であり、2人で父を傷害致死に至らしめている。

小畠ら[21]の例は、症状として悪魔妄想を呈した点で珍しい症例である。

松井ら[18]の例は、体感幻覚を共有した点で興味深い。

森山[19]の例は、4人での家族例であり、4人以上の既報告例26組と比較をしている。

鷲見ら[29]の例は、高齢の夫婦例であり、難治例、治療抵抗性の例であり、継発者である妻がなかなか改善せず、いわゆるfolie communiquéeの症例と言えよう。

前田ら[17]の例は、高齢の夫婦例、高学歴の夫婦例である。

岩川ら[4]の例は、継発者が小児の例（9歳）であり、閉鎖的な家庭環境で養育されて、幻覚・妄想状態が認められた。家族との分離により幻覚は早期に消失したが、妄想が消失するのには約2ヶ月を要した。9歳の小児が感応性に幻覚・妄想状態を呈した点で、興味深い。

土田ら[25]の例は、外国人同士の例であり、日本の国際化を反映していて興味を引かれる。

青木ら[1]の例は、高齢の夫婦例である。夫は開業医で妻はその手伝いをしてきており、医師に発症した点で興味深い。妄想性うつ病を共有し心中の危機が生じた点で、特異である。

上平[27]の2症例は、高齢者の姉妹例と、母子家庭の母子例である。

佐藤ら[22]の例は、被害妄想のほかに幻嗅も共有した点で興味深い。

小坂ら[15]の例は、躁状態の夫の誇大妄想が非定型精神病の妻へと感応した夫婦例である。

平澤[3]の例は、妄想は共有されたが幻聴は共有されず、清水[23]の例は、統合失調症同士の夫婦例であり、統合失調症におけるfolie à deuxの心因と内因について深く考察している。

山家ら[30]の例は、5人組精神病であり、この10年間の症例報告の中では関与した最高の人数の例である。

上平[28]の例は、新興宗教に参加した長女が発端者の4人組精神病である。

以上の最近10年間の我が国の報告例をまとめると、

1) 珍しい症状を共有した例としては、悪魔妄想、嫉妬妄想、体感幻覚、妄想性うつ病、幻嗅、誇大妄想の例があった。
2) 関与した人数は、5人が最高の人数であった。
3) 組み合わせと年齢については、継発者が小児の例（9歳が最小年齢者）、高齢者同士の例（老夫婦例、老姉妹例）（90歳が最高年齢者）、外国人同

士の例が報告されている。
　4）社会病理的な例としては、傷害致死の例、心中の危機例、新興宗教が関与した例があった。

　3）、4）が示すように、感応精神病という病態は、高齢化、国際化、家族病理、宗教病理など日本の現在の社会状況を反映しているものといえるようである。
　また以上の報告例で、特に精神病理学的に興味ある点としては、
　a）9歳の小児が感応性に幻覚・妄想状態を呈し、家族との分離により幻覚は早期に消失したが、妄想が消失するのには約2ヶ月を要したこと（岩川ら[4]の例）
　b）一般に、妄想は感応されても幻覚は感応されにくく（平澤[3]の例）、幻覚の中では、幻嗅は幻視や幻聴よりも感応されやすいこと（佐藤ら[22]の例）。原始的な感覚ほど（幻嗅、幻触、幻味）、感応されやすいと言えるのかもしれないこと
などがあげられる。

2. 感応精神病についての解説、研究

　感応精神病は今日でも珍しい症例として取り上げられている。「稀な精神症状群ないし状態像」の特集号（1997年）[6]の中で、さらにその拡充版「稀で特異な精神症候群ないし状態像」（2004年）[13]の中で、取り上げられている。
　130年以上も前のLasègue, Ch. と Falret, J. の原著論文（1877年）については、「原典・古典の紹介」（2002年）[2]として、「精神医学文献事典」（2002年）[12]の中で、「精神科臨床のための必読100文献」（2003年）[11]の中で、取り上げられた。
　また、「縮刷版・精神医学事典」（2001年）[10]の中に、感応精神病、集団精神病、二人（組）精神病が取り上げられている。
　最近の特徴としては、感応精神病とか二人組精神病あるいはfolie à deuxよりもICD-10の診断名「感応性妄想性障害」（induced delusional disorder）として取り上げられることが多くなり、その解説が成書や雑誌・特集号（1997年[8]、2003年[12]、2003年[16]）の中で記述されている。
　柏瀬ら（1997年）[7]は、我が国の報告例97例の検討を英文で外国誌に初めて発表した。
　柏瀬（2000年）[9]が心因の問題について触れ、また清水（2004年）[23]が心因と内因との関係性について深く考察した。すなわち清水[17]は、統合失調症におけるfolie à deuxの心因と内因について考究し、folie à deuxを「私たち」型

（心因性）と「私」型（非心因性＝内因性）との2種に、区別した。清水の論文[23]は、この10年間で最も本格的な原著論文である。

柏瀬（2004年）[14]は、単行本『感応精神病』を上梓している。

以上のように、感応精神病に関する症例報告や解説と研究は、今日でも着実に積み重ねられているのが現況であると言えよう。

3. 初発から約30年の経過を観察している感応精神病の母娘例（自験例）[14]

【症例】
　発端者：娘（初発時34歳、現在63歳）
　継発者：母（初発時55歳、現在84歳）
【現病歴】
　（初発時）
　昭和52年5月15日、母と娘と息子との3人で旅行中に、酒に酔った息子を介抱している母の姿を見て、娘は母に何かがついたと思い込みショックを受ける。帰宅後も娘は母のことが心配で、自分の手を水に入れたり火にかざしたり等のお祓いを開始し、夜も「恐いものがくる」と言って眠らなかった。翌16日、娘は「私は大日如来よ」と言い出し、翌17日には「完全な大日如来になりました」と歌い出したため、同日精神病院に入院となったものである。
　一方母の方は、娘の命令に従って「お清め」や「お祓い」を行い、娘が入院した後は「娘のやり残した行をやらなければならない」と考え、それを済まし、1日遅れで同じ精神病院の異なる病棟に入院となったものである。
　入院後は、2人とも順調に回復して、およそ1ヵ月後に退院し、以後は筆者の外来に2人で一緒に規則的に通院している。
　（その後の約30年の経過）
　発端者である娘は、現在までに数回の幻覚・妄想状態のシュープを起こしたが、入院するまでには至らなかった（最近は新規抗精神病薬を服用している）。一方、継発者である母親は娘がシュープを繰り返したときはかなり動揺はしたが感応されることは初発以後は一度もなかったのである。
　【考察】診断学的には、娘はその後の経過から統合失調症であり、初発時には統合失調症者が祈祷性精神病、憑依状態、人格変換を呈したものと考えられる。
　一方、母親の初発時は娘の精神異常に感応された心因反応であった。

娘と母の間には約30年を経過しても生活面では相互依存関係（柏瀬[14]）が持続しているが、感応精神病としては再発することなく現在に至っている。

　最近、精神的および経済的には未だ相互依存関係にあるものの、母親は84歳と高齢化し甲状腺癌を併発して手術を受け、娘だけが来院して母親の薬ももらって帰ることが多くなり、身体的には明らかに娘・優位－母・依存の関係へと変化してきている。

　本症例の特徴は、
1) 約30年という長期経過を観察しえたこと
2) 発端者である娘は、初発時は祈祷性精神病を呈したが、その後は幻覚・妄想状態のシューブを繰り返しており、診断学的には統合失調症であること
3) 継発者である母は、発端者の初発時には感応されたが、その後娘がシューブを繰り返しても動揺はしたが一度も感応されることはなかったこと
4) 発端者と継発者との関係は、相互依存関係であったが、最近は身体的には優位－依存関係に変化してきていること

など、である。

4. まとめ

　1996年から2005年までの最近10年間の我が国における感応精神病の研究を展望し、その特徴について述べた。

　日本の報告例の検討[7]が外国雑誌に採用され、諸外国の文献で引用されるようになっている。約30年という極めて長期の経過を観察しえた稀有な症例（自験例）も報告されてきている。

文　献

1) 青木桃子, 東晋二, 山科満, 他：Folie à deux の経過をたどった妄想性うつ病の自由業夫婦. 臨床精神病理, 23：76-77, 2002
2) 古川哲雄：原典・古典の紹介　Folie à deux（二人組精神病）. 神経内科, 56：87-91, 2002
3) 平澤功：二人組精神病の一症例を参照として幻覚と妄想の関係について考える. 臨床精神病理, 24：72-73, 2003
4) 岩川美紀, 上田展久, 奥野香苗, 他：精神分裂病の伯母, 母, 叔父の下で発症した小児の感応精神病の1例. 九州神経精神医学, 48：63, 2002
5) 柏瀬宏隆, 清水邦夫：感応性妄想性障害. 精神科治療学, 10（臨）：104-105, 1995
6) 柏瀬宏隆, 加藤誠：感応状態（感応精神病, 二人組精神病）. 中安信夫（編）：稀な

精神症状群ないし状態像, 精神科治療学, 12：223-231, 1997
7) Kashiwase H, Kato M : Folie à deux in Japan — analysis of 97 cases in the Japanese literature. Acta Psychiatr Scand 96：231-234, 1997
8) 柏瀬宏隆：感応精神病（感応性妄想性障害）．大原健士郎, 広瀬徹也（監）：今日の精神科治療指針, pp.42-43, 星和書店, 東京, 1997
9) 柏瀬宏隆：感応精神病（二人組精神病）．髙橋徹（編）：精神医学レビュー No.33 精神障害における心因, pp.85-86, ライフ・サイエンス, 東京, 2000
10) 柏瀬宏隆：感応精神病, 集団精神病, 二人（組）精神病．加藤正明（編）, 縮刷版 精神医学事典, 弘文堂, 東京, 2001
11) 柏瀬宏隆：解説 Laségue, et Falret, J : La folie a deux ou folie communiquée. 精神科臨床のための必読100文献, こころの臨床 à la・carte, 22（増）：214-215. 2003
12) 柏瀬宏隆：ラゼーグ, ファルレ「二人組精神病あるいは伝達精神病」．松下正明（編）：精神医学文献事典, p.511, 弘文堂, 東京, 2003
13) 柏瀬宏隆, 加藤誠：感応状態（感応精神病, 二人組精神病）．中安信夫（編）：稀で特異な精神症候群ないし状態像, pp.9-17, 星和書店, 東京, 2004
14) 柏瀬宏隆：感応精神病．新興医学出版社, 東京, 2004
15) 小坂淳, 森川将行, 木村良博, 他：躁状態の夫の誇大妄想が非定型精神病の妻へ感応した1夫婦例. 精神科治療学, 17：751-756, 2002
16) 黒田直明, 柏瀬宏隆：感応性妄想性障害. 精神医学症候群I―統合失調症（精神分裂病）と周縁疾患など―, 別冊日本臨牀, 領域別症候群シリーズ38, 107-110, 2003
17) 前田孝弘, 清水予旨子, 稲垣卓司, 他：感応精神病の2例. 精神経誌, 103：1005, 2001
18) 松井徳造, 松永寿人, 切池信夫, 他：体感幻覚を主訴とする folie à deux の1家族例について. 臨床精神医学, 28：657-662,1999
19) 森山成椛：都市近郊新興住宅地で発症した folie à quatre の1家族例. 精神医学, 42：929-938, 2000
20) 長友医継, 品田妙子, 内田将博, 他：父親を傷害致死に至らしめた母と息子の二人組精神病. 最新精神医学, 3：59-65, 1998
21) 小畠秀悟, 佐藤親次, 森田展彰, 他：悪魔妄想を呈した兄妹の症例. 臨床精神医学, 27：1031-1038, 1998
22) 佐藤大輔, 長友医継, 滝川守国, 他：幻嗅を共有した感応精神病の1症例. 精神医学, 44：580-581, 2002
23) 清水光恵：統合失調症における folie à deux ―「心因論」の再考―. 精神経誌, 106：546-563, 2004
24) 谷川知子, 黒河泰夫, 工藤浩：感応精神病の1家族例. 岩見沢市立総合病院医誌, 22：11-15, 1996
25) 土田正一郎, 安部川智浩：Folie à deux を呈した外国人留学生の1症例. 精神経誌, 104：169, 2002
26) 塚崎直樹, 杉岡津岐子, 青木真理：Folie à trios の一例. 精神経誌, 99：35-44, 1997

27) 上平忠一：感応精神病の2症例. 精神経誌, 104：327-328, 2002
28) 上平忠一：Folie en famille（家族精神病）を呈した1家族例について―妄想体系の成立過程をめぐって―. 臨床精神病理, 26：85, 2005
29) 鷲見すみ江, 秋山剛：二世帯住宅への改築を契機に発症した老夫婦の感応精神病. ほんとうに困った症例集：精神科編, 20（増刊号）, 2001
30) 山家邦章, 加藤敏：父親が憑依妄想を呈し, 家族全員に共有された5人組精神病. 臨床精神病理, 26：84-85, 2005

III. 総　説

　本稿では感応精神病の文献的展望を行う。まずフランス、ドイツ、英米など、感応精神病の議論が活発になされた国々の文献を概観する。次に本邦の文献を見ていくが、特に第2次大戦前から戦後の時期に本邦では、提示症例の内容や感応精神病の理論において、欧米の文献史には見られないほどの劇的と言えるような変化を遂げている。そのため本稿では本邦の文献の検討に特に重点を置き、これまで詳細に論じられることの比較的少なかった20世紀初頭の感応精神病論の黎明期から戦前戦後までの古い文献や症例を、文化精神医学的視点から再検討してみたい。また本稿の後半では、本邦で報告されてきた論文を時代ごとに分類して特徴の変化を比較し、感応精神病における社会文化的背景を考察する。

1. 欧米諸国の文献の展望

(1) フランス

　フランスの感応精神病、つまりfolie à deuxが最初に報告された時期については諸説があるが、1871年Legrand du Saulle[1]は「Idées de persécution communiquées ou délire à deux et à trois personnes」を報告した。彼は、délire à deuxを提唱し、2人の患者において一方は他方に対して優位でより知的でより活発なことなど、2人の間の対人的相互関係が妄想の感染を条件づけることを指摘した。1877年LasègueとFalret[2]は、論文「La folie à deux ou folie communiquée」で、7症例を詳述して考察し、2人の患者のうち一方が他方より知的で能動的であること、患者は同じ存在様式や関心を共有し、外部世界の影響から隔てられていることなどの感応の成立条件や、二人の患者の分離という治療の原則を提示した。ここでは、継発者は、「真の患者」である発端者の「反映」に過ぎないとされ、分離によって特に継発者が軽快するとされていることから、いわゆる心因性の精神病状態が扱われていることが示唆される。この論文は、folie à deuxの概念と名称を確立する記念碑的な存在となった。これに対し1880年にRégis[3]は、遺伝負因を有する精神病者同士にもfolie à deuxが起こりうることをfolie simultanéeとして提示した。この場合、同時に同じ原因に曝

すると、Gralnickの分類のうち2、3、4はいずれも内因性精神病と考えられる。英語圏の感応精神病症例における診断の検討では、1974年のSoniとRockely[19]による研究も大規模である。彼らが文献中の109例の診断について調査したところ、発端者のほぼ全例と継発者の半分以上が統合失調症またはパラフレニーだった。Sacks[20]は、Gralnickのfolie imposéeとfolie communiquéeとを比較して、後者においては前者と違って継発者は発端者と分離された後も妄想を維持する点が重要であるとし、継発者における潜在的ながら真の精神病が発端者によって先鋭化したと考えた。

1980年アメリカ精神医学会の診断基準DSMの第3版[21]はshared paranoid disorderという診断名を提示し、妄想性の精神病を持つ者との密接な関係によって被害妄想体系を構築することと定義している。その改訂版DSM-Ⅲ-R[22]ではinduced psychotic disorderと改名され、継発者は妄想が感応される直前に精神病性障害や統合失調症の前駆症状を呈していないこと、という診断基準が追加された。つまり、Lehmann-Gralnickのfolie induiteは除外されることになる。Mentjoxら[23]は、妄想の感応においては、発端者と継発者の間に循環的な因果性があるとし、DSM-Ⅲ-Rが規定するような、感応の前に精神病症状あった者となかった者とを区別することを批判している。第4版DSM-Ⅳ[24]はshared psychotic disorderと更に改名したが、「その精神障害は、他の精神病性障害（例えば、統合失調症）または精神病性特徴を伴う気分障害によってよりよく説明されず、物質（例えば、乱用薬物、治療用薬物）や一般身体疾患の直接的な生理学的作用の結果でもない」という項目を追加したことによって、事実上、内因性精神病を除外しており、Gralnickの4分類でいうとfolie imposée以外全て除外される。ここでDSMは、病因論的メカニズムへの配慮を極力排除した結果、ある種の病因論に根ざしてしまっている、つまり、感応精神病から統合失調症などの精神病を除外した結果、shared psychotic disorderは伝統的に「心因性」とみなされてきた病態のみに限定されることになった点は注意すべきである。その反面、以前の版や、過去の感応精神病概念と比較して、shared psychotic disorder概念は疾病論的に異種混合性がより低いという評価は可能かもしれない。DSMのshared psychotic disorderの診断妥当性に対しては英語圏の内外からさまざまな疑問が呈されており、統合失調症などの精神病を継発者とする病態がfolie à deuxと診断されて現在も報告され続けている。

WHOによる診断基準ICD-10[25]については、感応精神病に該当する概念をinduced delusional disorderと命名している。ICDはDSMと違って精神病性の合併症を除外しておらず、能動的な者から受動的な者へと感応したことの時間的・文脈的な実証性など、伝統的な議論における感応の条件を復活させている。

欧米文献の展望の最後に、遺伝研究について付言しておく。LasègueとFalret[2]は既に家族内発症例における遺伝の重要性を示唆していた。その後、統合失調症の遺伝負因が感応精神病の発症に重要な役割を果たすことが指摘され[16]、とりわけ双生児症例が研究されたが、その結果、逆説的にも発症の「心因性」が再注目されるようになった。なぜなら、患者間の妄想体験の類似性まで遺伝因で説明することは困難であるし[26]、また、遺伝因によって双生児の一方が妄想的思考をしやすい傾向を持っている場合、同じ遺伝子を持つ他方は当然、その傾向を増強するような影響を及ぼすだろうし、この影響それ自体は心因的とみなされる[27]からである。ただし、妄想の発症それ自体と妄想内容の形成とは、区別する必要があるだろう。

2. 日本の文献の展望

(1) 黎明期から第2次大戦前まで

今日の「感応精神病」に該当する概念が初めて本邦の文献史上に登場するのは、フランスのLasègueとFalretから約30年後の1904年、森田正馬[28]の日本神経学会での講演抄録「精神病ノ感染　Über psychishe Infektion」である。この講演は、発端者と継発者は、同居、身心の疲労状態、母娘のような親密な人間関係にあるとき、「遺伝ノ禍累」があるとき、また発端者の妄想が「其系統的ノ論弁ニヨリ其患者ヨリ知識身分等ノ低キ者ニ感応シ若シクハ推感Suggesstion」により感染するなど、感応という語を提示して、その条件を分析した。更に、「精神病ノ感染」においては、「症候ノ感染スルコトハ明ニアルベキモ疾病ノ感染スルコトハナカルベシト思ハルルナリ云々」という重要な指摘を行った。JaspersやClérambeautも類似の指摘を行っており、森田との比較検討ができれば興味深いが、森田の議論は抄録では省略されていることが惜しまれる（現在読めるこの講演抄録文は当時の慣習に則って、森田本人ではなく別の人物が作成した）。またこの文献では、土佐の小部落における主婦5名の犬神憑きの自験例が提示されている。

森田が師事した呉[29]は1922年にやはり感応精神病3例の臨床講義を行ったが、「伝染によりて現はれた精神障害を感伝性精神病（induziertes Irresein）と名づけます」とし、「感伝性精神病」という訳を提示している。また呉は、「精神病の伝染」の最も主要な条件は「遺伝素質」あるいは「身体的又は精神的刺激によりて出来た後天的素質」であると述べており、心因よりもいわば内因を強調していると言える点で、当時のドイツでの議論の一派を踏襲していることが窺われる。

1929年杉原[30]は総説「感応性精神病の知的補遺」で「Lehmannの感応性精神病（induziertes Irresein）は・・・」と述べ、ここに「感応（性）精神病」という術語が本邦文献史に漸く登場した。

1938年、内村ら[31]は、アイヌにおける、ヒステリーの原始型とされる「いむ」について、「Kraepelinノ所謂比較人種精神病学（vergleichende Rassenpsychiatrie）」に倣った意欲的な研究を行った。

1940年には森田の弟子の竹山[32]が、憑依状態を主症状とし、尊属殺人に至った感応精神病の1例を詳しく論じた。

> 竹山の症例の要約：兄弟は浄土真宗の勢力の活発な北陸の某県で生育。その後横浜で生活していた次兄（35歳）が、心臓疾患に罹患したことを契機に心気的になり、行者に祈祷を挙げてもらったところ「俺は神様になった」という宗教的な憑依状態を現し、「神様の仰せだから」と妻に夜中に神棚にお供えをさせたり、1斗もの米飯を食べるなど奇妙な言動が続いた。郷里から見舞に来た長兄（39歳）は、次兄が神になったことに対し半信半疑だったが、「気味悪い」「恐ろしい」気分、不眠を呈した後、ある日深夜に突然「俺は仏」と言い出し、次兄の妻（32歳）とやはり郷里から見舞に来ていた末弟（29歳）を起こして念仏を唱えさせ、「○○（次兄）は神、俺は仏。神に負けるものか」「念仏を唱へろ」と言いながら次兄に殴る蹴るの暴行を早朝まで加え、次兄は死亡した。次兄の妻と末弟は、目前で次兄が暴行されていた間、長兄の命令に従ってひたすら念仏を唱えていた。留置場に入れられた長兄は、排泄物を天井に投げる、布団を裂いて口に詰める、病院転院後も奇妙な姿勢で屹立するなどしたものの、大きな欠陥を残さずに寛解したが、事件に関して記憶の欠損を残した。次兄の妻と末弟は、事件直後は談話がまとまらなかったが、ほどなくして平時に復した。次兄の妻は、事件中は長兄が次兄（夫）の憑き物を取ってくれると信じ、冷静な判断が不能な状態だったことと、次兄を死なせてしまったことに対する後悔の念を述べた。全員、学校時代の成績は「劣等」で、末弟は精神発達遅滞だった。

竹山はこの症例を論じるにあたって、「条件の一定した一つの場に、多人数の精神病状態が発生した場合、これが一人の原発患者を基とした感応性精神病の一群であるか、或は単に群集発生的な心因性精神病と称しておくべきものか」、判断を躊躇し、論文標題も感応精神病とせずに「一つの場に発生せる多人数の精神病状態」としている。竹山はこの症例には発端者から継発者への感応の機制があるといえるのか若干の疑義を抱いたと思われるが、論文後半では

結局、あまり明晰な議論なしに感応精神病だと診断してしまっている。

　竹山の診断的な躊躇は、この時代の本邦の精神科医の困難を象徴しているように思われる。というのは、当時日本にすでに輸入されていたヨーロッパ由来の感応精神病理論は、こういった憑依状態を臨床モデルとせず、被害妄想を臨床モデルとしているのだが、本邦では当時、被害妄想型の感応精神病はまだ稀で、大半が憑依状態だったのである。竹山の考察を読んでも、提示症例が「単に群集発生的な心因性精神病」ではなく「感応性精神病」と最終的に診断した根拠は読み取れず、両者の境界が曖昧である。本邦の精神医学が感応精神病を「欧米では通念化している妄想感応型」と「本邦に特徴的な憑依感応型」に分類するようになるのは、竹山より約40年後、被害妄想症例が増加し始めた頃の吉野論文による。

(2) 第二次世界大戦後から現代

　戦後初の感応精神病論文、1954年の今泉論文[33]では、わずか10数年前までの戦前の諸論文と比較して、感応精神病理論が著明に変化したことが窺われる。今泉は、感応精神病の報告は「近時殆ど見当たらない」とし、それはこの疾患が「歴史の進歩と共に必然的にその姿を変え、又はその姿を消してゆくであろう」からだという。その根拠は、感応現象の発生には「個々の人格の素質的な特異性」よりも「環境の特異性」が重要で、環境とは「社会の進歩の一つの段階としての、歴史的な意味の環境」であり、より具体的には、根強く残った「迷信的宗教的、トーテム的な観念」に対する「推感性、被影響性、感動性」が人々の心性において亢進している環境だという。地方によってはそうした環境が色濃く残っている理由は、その地方の「生産の様式が甚だ未分化で、人々の心性の発達の土台そのものが遅れていること」と「教育が遅れていること」だと説明している。今泉が論じている感応精神病は、戦前に報告されたほとんどの症例と同様、憑依状態を主題としており、現代の被害妄想中心の症例は想定されていない。しかし今泉には、戦前の竹山のような、欧米の理論と本邦の臨床との不整合性に混乱する様子はまったく窺われず、欧米に対する本邦の「遅れ」を物語る臨床現象をいわば外部から観察している。その際彼は、生産様式が上部構造を決定するというマルクス主義的唯物史観らしきものを参照枠としており、当時支配的だった社会思想の影響が窺われる。いずれにせよ感応精神病の妄想主題が歴史と共に変遷するかどうかというのは興味深い問題である。実際、文献を年代順に見ていくと、1959年の木戸と李[34]の報告以降、被害妄想を主題とする感応精神病の報告が僅かに増加していく。

木戸と李の症例の要約：姉（48歳：継発者）、妹（47歳：発端者）は東京杉並の裕福な上流家庭で生育し、幼少時から親密で、それぞれ眼科医、ピアノ教師の職にあった。相次いで縁談に失敗し、両親の死後は、二人きりの閉鎖的な生活を営んだ。ある年、妹がピアノの弟子との金銭トラブルを機にレッスンを断ったところ弟子たちは、妹の縁談（破談）の仲人だった女性の娘にピアノを教わるようになり、姉妹の家の前であてつけに嘲笑的な声を上げた。妹が弟子たちに自分の教室へ戻るよう勧めたところ、嘲笑が一層ひどくなり、姉妹がかわいがっていた猫にも嫌がらせが及んだ。それ以来、姉妹が外出すると追跡され、姉の医院の患者を装った者が自宅に侵入してきたり、更には近所の人たちや親戚もグルになって騒いだり、家の様子を探ったり、怪電話をかけてきた。遂にはやくざの殺し屋が姉妹の殺害を企てるようになり、警察も、家の女中も買収されてしまい、迫害が日増しにひどくなるため、病院に保護を求めたところ、精神科入院となった。姉は当初強い不安を示したが、ECTと薬物療法で比較的速やかに回復し、4ヶ月で退院。妹は入院後しばらくは落ち着いていたが、その後病院スタッフを仲人の手先と看做すなど被害妄想が発展し、薬物療法により回復し7ヶ月で退院した。

　木戸らの報告した姉妹例は、東京杉並という都会の、裕福な上流家庭の出身で、高等教育を受けピアノ教師と眼科医という職業に就いていること、憑依状態ではなく被害妄想が感応されていること、発端者と継発者が単に近似した症状を同時期に呈するだけでなく妄想的な共同体を築いていること、などの点からも、従来の本邦症例とは対照的な、むしろ現代的な症例である。こういった症例は、"生産様式が未分化で教育水準が低く、トーテム的観念が根強く残る地方"を背景に発症するという前述の今泉の説明は適用できない。木戸らは、姉妹の生育した家庭の周囲社会からの閉鎖性や、発症前からの姉妹の共生的な関係、姉妹の人格的な主導性と依存性、といった、フランスやアメリカでは感応精神病論が始まって以来のおなじみの説明をしている。こういった説明は、本邦のそれまでの症例には適用されえなかった。また木戸らは、Gralnick らアメリカ文献経由で、おそらく本邦では初めて folie à deux という語を使用した。

　1959年に篠原[35]は19から20世紀前半の独仏語圏の先行研究に関して周到な総説および、被害妄想症例を半数が占める自験例10例の報告を行った。1970年、青木[36]は日本語圏の先行研究と自験例計50例を詳細にまとめた。1978年の吉野[37]の論文はその行き届いた分類法で知られる。吉野はまず感応精神病を広義と狭義とに分け、狭義の感応精神病を妄想感応型と憑依感応型とにさらに下位分類し、広義にはヒステリー感応型を含めた。ただし憑依感応型はヒス

テリー感応型に類似した側面があるという指摘もある[38]。吉野は「欧米ではfolie à deuxといえば発端者が妄想状態というのが通念化しているようだが、わが国では発端者が祈祷性ないし憑依性の心因性精神異常の報告例が多く、典型例もこの種のものにみられやすい」としており、1978年当時の本邦では妄想感応型よりも憑依感応型がいまだ主流であったことを示唆している。柏瀬[39]は1977年、大都市東京で発病した被害妄想を主症状とする自験例4症例を提示し、今泉らの主張、つまり感応精神病の発生の動因は近代化から立ち遅れた村落社会の精神風土であるという考えに疑義を呈した。さらに、大都市独特の共同体意識の希薄性が個々の家族の孤立性閉鎖性をもたらし、外部から閉鎖された家族内に、迷信性宗教性を欠いた、ありふれた（被害）関係妄想を主題とする感応精神病が発生する可能性を指摘した。彼はまた1997年の英文論文[40]では、1904年から1994年までの本邦報告97症例を分析し、日本の感応精神病で見られる症状は82％が妄想で、うち51％が被害妄想、27％が宗教妄想（憑依状態を指すと思われる）であることを実証した。その他の症状はどれも3％以下を占めるに過ぎず、被害妄想と宗教妄想が圧倒的に多かった。1978年には憑依感応型が主流とされているのに、1904年から1994年の合計では被害妄想が過半数を占めているということは、1980-1990年代に被害妄想型の感応精神病が急増したと予想できる。筆者は、日本において、被害妄想を主題とする感応精神病の歴史的な出現という現象と社会の近代化はおよそ同期している可能性を指摘し、両者の構造的関連性を考察した[41,42]。

3. 1904-2005年の日本における感応精神病の特徴の変化

本邦の感応精神病において感応される症状は、1904年の最初の報告から1970年代頃までは憑依状態が主流だった。しかし上述のように、1980年代以降は被害妄想が主流になったことが予想される。また今泉[33]、柏瀬[39]、筆者[41,42]はそれぞれ、社会の後進性や近代性が、感応精神病の症状に影響を与えることを示唆している。このことを実証的に調査するため、以下では、本邦で報告された1904年から2005年までの感応精神病症例を、10年毎に区切って特徴を調べ、年代毎の比較を行った（ただし1940年以前は報告が少ないので、1940以前の症例は一括した）。調査する項目の選択ついては、次の総説を参考にした：LasègueとFalret[2]（19世紀のフランスの7症例）、Gralnick[18]（1879-1942年の英文報告103例）、SilveiraとSeeman[43]（1942-1993年の英文報告75例）、Arnone[44]（1993-2005年の英文報告64例）、柏瀬[45]（1904-1979年の本邦報告71例）。なお、グラフ中の数字は症例の実数を示す。

まず発端者と継発者の年齢的上下関係の推移を見てみよう（**図1**）。1940年以前は圧倒的に発端者が年少で継発者が年長、つまり年少→年長が多く、1950年代は年長→年少が上回るが、1960年代以降は、年少→年長と年長→年少がほぼ均衡している。柏瀬の1979年までの本邦症例の統計では、年少→年長が45％、年長→年少は31％であり、年少者は発端者である症例が多い。LasègueとFalretは、発端者は継発者よりも能動的で、年長で、知能が高いとし、Gralnickの統計でも発端者は圧倒的に年長だった。しかしSilveiraとSeeman、Arnoneの総説では、発端者と継発者の間の年齢差に有意差はないとされている。以上から、現代では欧米も本邦もほぼ同様の所見だが、1940年代以前に本邦では発端者は圧倒的に年少者であったという所見は、特徴的であるといえる。

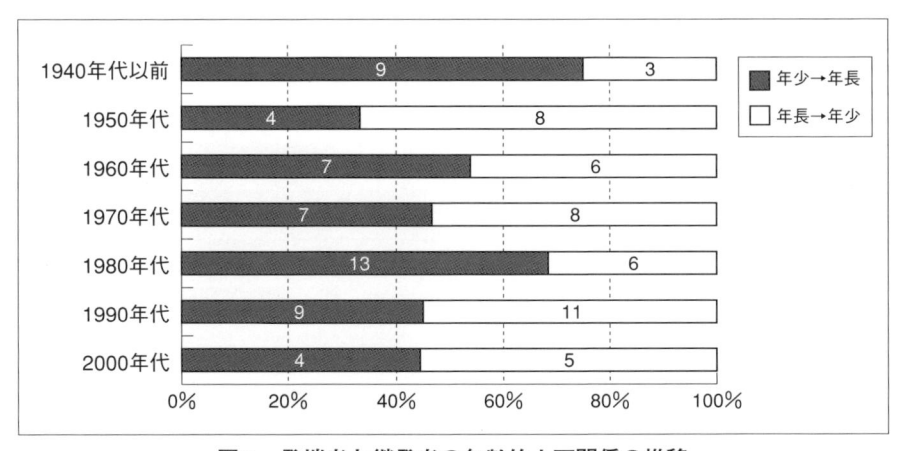

図1　発端者と継発者の年齢的上下関係の推移

註：発端者と継発者が同年齢の症例は除外した。

次に発端者と継発者の性別の組み合わせの推移だが（**図2**）、男性から男性への感応が、年代が過ぎるにつれ漸減し、2000年代では遂にゼロになった点は注目される。それ以外の組み合わせは、明瞭な規則性が見出されない。上述の柏瀬の統計では、女性→女性37％、男性→男性25％、女性→男性20％、男性→女性16％である。欧米の総説では、性別の組み合わせについては分析が乏しい。参考までに、1940年代以前の男性→男性4例の内訳は、弟→兄3例、弟→兄と父1例である。

共有された精神症状については（**図3**）、1940年代では憑依状態が大半であるが、1950年代より被害妄想が増加し、1960年代には被害妄想が憑依状態を

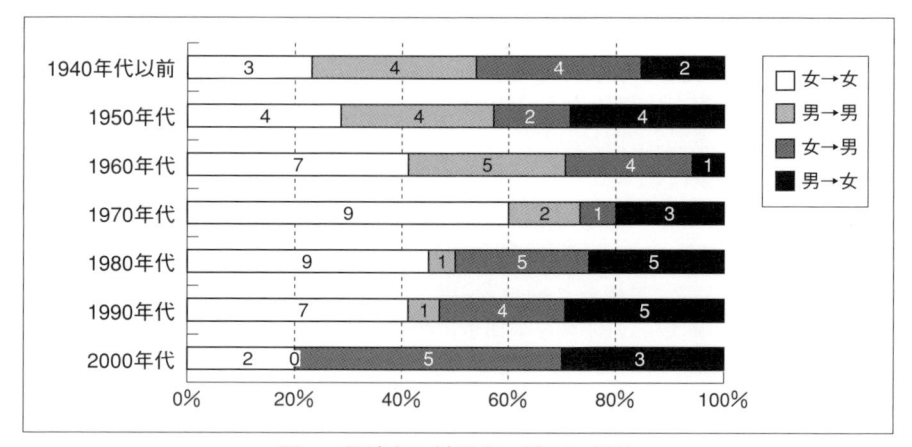

図2 発端者の継発者の性別の推移

註：継発者が複数存在して性別の組み合わせが複雑な症例は除外した。

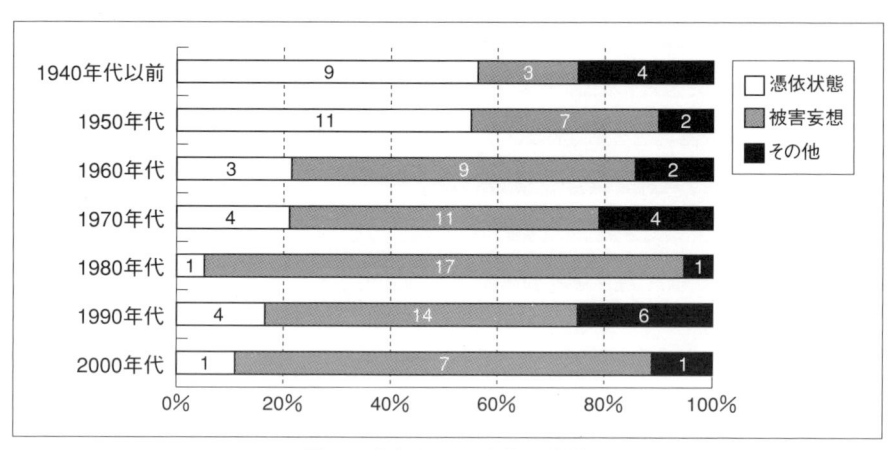

図3 感応される症状の推移

逆転、圧倒的多数となるが、憑依状態は依然として消滅はせずわずかに残存し続けている。本邦の感応精神病は憑依状態が多いとは文献展望で見たように従来から指摘されているが、最近ではこの傾向はかなり乏しくなっていると言える。Gralnickの統計では、やはり被害妄想がほとんどであり、宗教妄想はその7分の1程度である。ただし、このわずかな宗教妄想も、本邦の憑依状態と同質のものとは言えない。本邦の憑依状態は竹山の症例のような急性錯乱が中心だが、欧米の宗教妄想は「自分はキリストである」などの慢性の妄想を示しており、症候学的な内容はかなり異なると柏瀬は示唆している[45]。

最後に1症例あたりの患者数を見てみる（**図4**）。厳密には患者数が2名の場合が folie à deux、3名以上の場合は folie à beaucoup と呼ぶが、folie à deux と folie à beaucoup の割合を時代毎に調査したところ、あまり大きな変化がなく、どの時代も folie à deux が 60-80％だった。

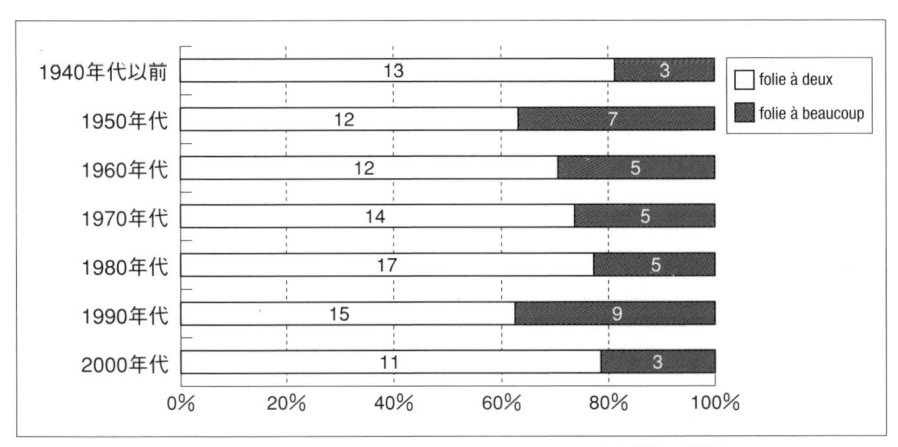

年代	folie à deux	folie à beaucoup
1940年代以前	13	3
1950年代	12	7
1960年代	12	5
1970年代	14	5
1980年代	17	5
1990年代	15	9
2000年代	11	3

図4　folie à deux と folie à beaucoup の症例数の推移

　以上の所見に対し、若干の考察を行う。欧米の比較的古い総説では年長→年少が多いとされ、発端者はより能動的、知的だとされる。本邦の戦前では、年少→年長が圧倒的多数だったということは、欧米での定説とは違って、知性の差は感応の動因とはならなかったと思われる。前出の竹山[32]は、当時の憑依状態中心の感応精神病の精神病理について、人間が人間に影響を与えるのは言葉ではなく、身振りや表情や態度であること、また、疲労や困窮の状態では人間は「新奇なものを期待的に求める」傾向があること、と説明している。この説明は十分説得的とは言えないが、疲労、困窮時に、年長者の知恵よりも年少者の新奇さに期待するというのは、宗教精神病理学との関連から興味深いと言える。民俗学者の柳田國男[46]は、日本の神はしばしば、小さい子供の姿をしているのが諸外国には見られない特徴であるという。この「小さ子神」に対する日本固有の信仰は、憑依において年長者が年少者に感応することと関連があるかもしれない。

　また、戦前には一定数存在した男性→男性の感応が漸減して遂に消滅したということは、感応の病理を考えると、男性の家族（父-息子、兄-弟）の関係の緊密さが戦後は乏しくなったのかもしれない。

　戦前は憑依状態が多く、戦後は時代が下るにつれ被害妄想が中心になる、と

いう感応症状の変化は明瞭に確認できた（日本の文献展望の後半を参照）。

筆者はfolie à deux よりも folie à beaucoupのほうが、より原始ヒステリー的な群集発生性を意味していると考え、folie à beaucoup は時代が下るにつれ減少すると予想したが、あまり変化しなかった。一層の継年的な分析が必要である。

文　献

1) Legrand du Saulle,H. : Idées de persécution communiquées ou délire à deux et à trois personnes. Le Délire des persécutions, Henri Plon, Paris ; 217-263, 1871
2) Lasègue,C. et Falret, J. : La folie à deux ou folie communiquée. Ann Med Psychol, 18 ; 321-355, 1877（中山道規, 柏瀬宏隆, 川村智範訳と解説：精神医学, 37(2)；207-214, 37(3)；321-327, 37(4)；435-440, 1995）
3) Régis,E. : La folie à deux ou folie simultannée avec observations recueillies à la clinique de pathologie mentale（Thèse）, Baillière, Paris, 1880
4) Marandon de Montyel,E. : Des Conditions de la contagion mentale morbide, Ann. Méd.-Psych., 7, I ; 266 et 467, Paris, 1894
5) Defendorf,A.R. : Folie à deux. Reference Handbook of the Medical Sciences, 5 ; 135, 1902
6) Clérambeaut,G. : Œuvre Psychiatrique. PUF, Paris, 1-89, 1988
7) Porot, A : Manuel alphabétique de psychiatrie. PUF, Paris, 1996
8) Lehmann,G. : Zur Casuistik des inducirten Irreseins (Folie à deux), Arch. f. Psychiat., 14 : 145-154, 1883
9) Ast,F : Allg. Zschr. f. Psychiatr. 63 ; 41, 1906
10) Bonhoeffer, K. : Allg. Zschr. f. Psychiatr.68 : 371, 1911
11) Jaspers,K. : Allg.Psychopathologie, Berlin, 1953
12) Schneider,K. : Psychiatrie heute.（平井静也, 鹿子木敏範訳：「今日の精神医学」, 文光堂, 東京, 1957）
13) Bleuler,E. : Dementia praecox oder Gruppe d. Schizophrenien, Leipzig u. Wien, 1911
14) Baeyer : Über konformen Wahn. Zschr.f.ges.Neur.u.Psychiatr., 140 ; 398, 1932
15) Bleuler,M. : Schizophrenieartige Psychosen und Ätiologie der Schizophrenie. Schweiz Med Wochenschr, 92 ; 1421-1424, 1962
16) Scharfetter C : On Hereditary Aspect of Symbiontic Psychoses—A contribution towards the understanding of the schizophrenia-like psychoses. Psychiat. Clin 1970, 3 : 145-152.
17) Dantendorfer K., Maierhofer D., Musalek M., : Induced hallucinatory psychosis (folie à deux hallucinatoire) : pathogenesis and nosological position.psychopathology, 30 (6), 309-315, 1997
18) Gralnick,A. : Folie à deux—The psychosis of association, Psychiatr. Quart., 16: 230-

236 and 491-520, 1942
19) Soni,S.D., Rockley,G.J. : Socio-clinical substrates of folie à deux. Br J Psychiatry, 125 ; 230-235, 1974
20) Sacks, M.H. : Folie à deux. Compr Psychiatry, 29 (3) ; 270-277, 1988
21) American Psychiatric Association : Diagnostic and Statistical Manual of Mental Disorders, Third Edition. American Psychiatric Association, Washington, 1980
22) American Psychiatric Association : Diagnostic and Statistical Manual of Mental Disorders, Third Edition, Revised. American Psychiatric Association, Washington, 1987
23) Mentjox,R,v Houten,CAG,Kooiman,CG : Induced psychotic disorder — clinical aspects, theoretical considerations, and some guidelines for treatement. Compr Psychiatry; 34 (2) : 120-126, 1993
24) American Psychiatric Association : Diagnostic and Statistical Manual of Mental Disorders, Fourth Edition. American Psychiatric Association, Washington, 1994
25) World Health Organization: Pocket guide to the ICD-10 classification of mental and behavioural disorders with glossary and diagnostic criteria for research. WHO, Geneva, 1994
26) Azarus A : Folie à deux in identical twin: interaction of nature and nurture. Br J Psychiatry 1986 ; 148 : 324-326.
27) Kendler KS, Robinson G, McGuire M, Spellman MP : Late onset folie simultanée in a pair of monozygotic twins. Br J Psychiatry 1986 ; 148 : 463-465.
28) 森田正馬：精神病の感染（抄）．精神神経学雑誌, 3 ; 26, 1904
29) 呉　秀三：臨床講義「感伝性精神病三例」, 神経誌, 22 : 47-54, 1922
30) 杉原満次郎：感応性精神病ノ知見補遺, 精神経誌, 30 : 248-272, 1929
31) 内村祐之, 秋元波留夫, 石橋俊実：あいぬノいむニ就いて, 精神経誌, 42 : 1-69, 1938
32) 竹山恒寿：1つの場に発生せる多人数の精神病状態, 神経質, 11 : 41-54, 1940
33) 今泉恭二郎：感応精神病に関する1,2の考察, 四国医誌, 5 ; 125-132, 1954
34) 木戸幸聖, 李熙沫：Folie à deuxの1例—病因論的考察を主として, 精神医学, 1: 793-799, 1955
35) 篠原大典：2人での精神病（Folie à deux）について, 精神経誌, 61 : 2035-2055, 1959
36) 青木敬喜：感応現象に関する研究（第1報）—その臨床場面の概念と社会病理への展望—, 精神経誌, 72 : 786-811, 1970
37) 吉野雅博：感応精神病と祈祷性精神病, 現代精神医学系（第6巻）, 中山書店, 143-171, 1978
38) 柏瀬宏隆：感応精神病（感応性妄想性障害）．臨床精神医学講座第3巻精神分裂病, 中山書店, 東京, 1997
39) 柏瀬宏隆：感応精神病について—大都市における自験4例の考察, 精神経誌, 79 : 571-585, 1977

文 献

40) Kashiwase,H, Kato,M : Folie à deux in Japan — analysis of 97 cases in the Japanese literature. Acta Psychiatr Scand, 96; 231-234, 1997
41) 清水光恵：統合失調症における folie à deux—心因論再考. 精神経誌, 106：546-563, 2004
42) Shimizu M, Kubota Y, Calabrese JR, Toichi M, Kato S, Baba H. Analysis of delusional statements from 15 Japanese cases of 'Folie a Deux'. Psychopathology 2006：39 (2)：92-8.
43) Silveila JM, Seeman MV: Shared psychotic disorder : a critical review of the literature. Can J Psychiatry 1995; 40 (7) :418-420.
44) Arnone D, Patel A, Tan GM : The nosological significance of Folie à Deux : a review of the literature. Ann Gen Psychiatry 2006 Aug 8; 5: 11.
45) 柏瀬宏隆：感応精神病に関する臨床的研究—自験 8 例と本邦の報告例の検討. 慶応医学 56 (3)：249-273, 1979
46) 柳田國男：定本 柳田國男集 第八巻. 筑摩書房, 東京, 1969

第2章　群発自殺

Ⅰ．群発自殺とは

　1998年以来わが国では年間自殺者数が3万人台という緊急事態が連続し、2007年には、自殺者数は交通事故死者数の5.8倍にものぼった[2]。このような社会的背景から、2006年には自殺対策基本法が成立し、社会全体で自殺予防に取り組む必要があると宣言された。

　さて、自殺とは、多くの場合、絶望感に圧倒された人が救いを求める叫びを発しても、それが受け止められることもなく、孤独のうちにこの世を去っていく現象であるととらえられている。ところが、自殺にはある種の「流行」や「伝染」の側面があることが古くから気づかれていた[3]。そして、自殺が単独で生じるばかりでなく、時に複数の自殺が起きて、世間の関心を引くことがある。

　このような現象自体について古今東西の記録があるのだが、一般には意外に知られていない。群発自殺（suicide cluster, clustered suicide）とは、1980年代初頭以降、米国で用いられるようになってきた専門用語である。米国 Centers for Disease Control（疾病対策センター：以下、CDCと略）は群発自殺を次のように定義している。すなわち、「自殺あるいは自殺未遂、またはその双方が、ある地域において通常の頻度以上に、時間的かつ空間的に近接して多発すること」である。

　しかし、最初の自殺行動から次の自殺行動までの時間的間隔（数分間か数時間か、それとも数か月間から数年間経っていてもよいのか）、どの程度の空間か（小さな地域に限定するのか、全国レベルのものか、あるいは国境さえ超えた大規模のものか）、何人以上の人々の自殺行動をもって群発自殺とするか（数人でもよいのか、数十人から数百人といった大規模な自殺行動でなければならないのか）などといった点で合意に至っていない。

　CDCのRosenbergは犠牲者が3名以上で互いに何らかの関連が示唆される自殺行動を群発自殺と呼ぶと提唱したが、これなどは比較的常識的な定義である[1]。ある地域で起きた自殺が潜在的に自殺の危険が高かった他の人々の自殺の「モデル」となり、複数の自殺を引き起こすことが群発自殺であると、Rosenbergは解説している。

このように、群発自殺の定義自体がかならずしも明確なものではなく、いくつかの項目に関して共通の認識に至っていないというのも事実であり、今後この点についてさらに検討していかなければならないだろう。
　さて、群発自殺とは広い意味では、①ある人物の自殺や自殺未遂が何らかの誘因となって、複数の人々が次々と引き続き自殺していく現象（連鎖自殺）、②複数の人々がほぼ同時に自殺する現象（集団自殺）、③ある特定の場所で自殺が多発する現象（自殺名所での自殺）などを指す。なお、狭義の定義を採用し、①の連鎖自殺だけを群発自殺とする研究者もいるが、実際に①～③が時に判然と区別できず、互いに重なり合って生ずることも稀ではない。
　群発自殺のいくつかの特徴を簡単にまとめておこう[10～12]。

①いつからこの種の現象についての記録があるかということに関しては、有史以来といっても過言ではない。
②どこで起きるかという問題だが、洋の東西を問わず、同様の現象が認められる。そして、ある特定の地点が群発自殺の頻発する場所として選ばれるという特徴もある。
③どのような人が群発自殺に巻き込まれる危険があるのだろうか。これまでに、一般人、若者、精神科患者、熱狂的な宗教の信者、受刑者などに起きた群発自殺が報告されている。
④原因については、そもそも潜在的に自殺の危険の高い人が、他者の自殺行動を知ったことによって、自殺行動が誘発されるという「被暗示性」や「模倣性」を指摘する研究者が少なくない。
⑤群発自殺の発端となる人物は、その後、自殺行動に出る人と深い関係にあった人というばかりでなく、社会的な影響力の強い有名人の場合もある。後述するが、「若きウェルテルの悩み」の出版後に生じた群発自殺のように、架空の人物の自殺が群発自殺の発端になる場合もある。
⑥とくに群発自殺に巻き込まれる危険の高い年代は、思春期や若年成人期である。この年代では模倣や被暗示性が重要な要因とされ、群発自殺はこの世代の自殺の1～5％を占めている。
⑦同じ場所を用いる傾向の強い群発自殺が存在するように、手段についても、同様の方法がしばしば用いられる。

Ⅱ. フィクションが誘発した群発自殺

1. 近松門左衛門と心中世話物

　群発自殺の例は古今東西に認められ、有史以来その記録があるのだが、わが国でとくに広く知られている例として18世紀初頭に心中（情死）が多発した事象がある[4,5]。現実に起きた事件が起きるや否や、歌舞伎や浄瑠璃が作られ、大評判となり、それがまた他の心中を誘発していった。現実と舞台はそれぞれに大きな反響効果を及ぼしあい、群発自殺を拡大させていく結果となった。まさに現代におけるマスメディアの役割を、歌舞伎や浄瑠璃が果たしていたと言うこともできるだろう。

　とくに近松門左衛門（1653～1724）による一連の「心中世話物」の与えた影響は大きかった。1703年5月、借金を負った若い手代の徳兵衛と曾根崎の遊女お初の凄惨な心中事件が起きた。そして、この事件を題材にした戯曲を書くようにとの依頼を受けた近松は1ヵ月もしないうちに「曾根崎心中」を完成させ、舞台にかけた。これが近松の心中世話物の第1作となり、一躍、有名になった。

　近松は18世紀初頭の約20年間にわたってほぼ毎年1作の割合でこの種の作品を発表し続けた。その中でも「曾根崎心中」と並んで、近松のもっとも完成された世話物の代表作として「心中天網島」がある。実際の心中事件は1720年11月に起きているが、それから2ヵ月もたたないうちに作品は観客の感涙をしぼっていた。紙屋の治兵衛と遊女の小春の心中であり、それに至るまでの2人と治兵衛の妻おさんの葛藤が描き出されている。

　一連の心中世話物が大評判になった後、情死は悪疫のごとく蔓延し、とくに大阪を中心として宝永、正徳年間にはその絶頂に達した。当時の人々も既に連鎖自殺の「伝染」、「流行」、「模倣」といった側面に気付いていたようであり、心中の流行を伝屍病（結核）にもじって、「心中伝屍病」とした記録もあると大原は報告している[4]。

　心中の流行に関して、江戸幕府はいくつかの禁令を出した。たとえば、1704年には、実際に起きた凄惨な事件をもとにした芝居の上演を禁止する命令を出している。しかし、その流行が京阪に限定されていた間は、それほど厳しく適用しなかった。京阪において天和より亨保初期にわたり流行を続けた心中は、近松の「心中天網島」が発表された頃を境に次第に下火になっていった。

　さて、その後、心中の流行は江戸に飛び火した。ここに至って幕府は1722

年にさらに厳しい禁令を出し、心中を扱った浄瑠璃および演劇を厳禁した。さらに、心中という字を2つ合わせると「忠」という字になるため不埒だとして、相対死（あいたいじに）と改称させた。また、心中で死んだ者の葬儀を禁止した。なお、一方だけ生き残った場合は、殺人犯として扱い、未遂に終わり2人とも生き残った場合は、3日間、日本橋のたもとに晒し者にしたうえで、身分を落としめた。なお、武士が心中を試みた場合は、御家断絶の極刑が課せられたと大原健士郎は述べている[4]。禁令が出されて数年すると、ようやく一連の心中の多発現象は鎮静化していった。

　実際の事件が起き、センセーショナルな形で戯曲化され、それがまた他の心中の多発を誘発する。このような悪循環が生じてしまったのだ。さらに、当時、幕府がこの現象に対処するために、「情報の遮断」という対策を取り、それがある程度の効果を上げたことも興味深い。なお、歴史上、日本は自殺に対して比較的寛容な態度を取っていたのだが、自殺に対する明らかな禁令が長期間にわたって出されていたという点でも、この時代は例外的な期間といえる。

2. ゲーテとウェルテル効果

　場所は変わって、18世紀後半のヨーロッパ各地で起きた群発自殺の例もある。ゲーテ（Goethe, 1749～1832）は若い頃ヴェッツラルで法律を実習した。その地でシャルロッテ・ブフ（ロッテ）と熱烈な恋愛関係になった。しかし、ロッテにはすでに許婚者がいて、近い将来人妻になることは初めからわかっていた。結局、現実にはゲーテはロッテとの恋を諦めて、帰郷し、弁護士活動に専念した。しかし、ロッテへの想いは絶ちがたいものがあった。ちょうどその頃、友人が人妻との恋に悩んで自殺するという事件が起きた。

　これが契機となり、ゲーテはロッテとの果たし得なかった恋愛体験と友人の自殺を融合させて小説にすることを思い立った。それは『若きウェルテルの悩み』として結実し、発刊に至った。この世での結ばれ得ない愛を永遠のものとするために、小説のラストシーンで主人公のウェルテルは銃を用いて自殺した。

　この小説は発刊されるとともに当時の社会に深刻な打撃を与えた。これは単に文壇や読書界に及ぼした衝撃にとどまらなかった。というのも、発刊直後から、ヨーロッパ各地でウェルテルの自殺を模倣した若者の自殺が相次いだからだった。彼らはウェルテルと同じようなマントに身を包み、銃でもって自殺した者が大多数だった。その結果、ヨーロッパでは『若きウェルテルの悩み』を発禁処分としたり、市場に出回っているすべての本を政府が回収してしまった国も出た。

カリフォルニア大学サンディエゴ校の社会学者Phillipsは群発自殺を長年にわたって研究してきたが、この現象に基づいて、群発自殺を「ウェルテル効果」と名づけたほどである[6,7,13]。

Ⅲ. 実際の自殺が引き起こした群発自殺

1. アイドル歌手の自殺とその後に生じた群発自殺

　フィクションで描かれた自殺よりも、現実に起きた自殺のほうが、他者の複数の自殺を引き起こす衝撃度がはるかに大きいことは想像に難くない。
　1986年は、2月には中学2年生の男子生徒の「いじめ」自殺に端を発した同年代の子供達の群発自殺があり、また4月にはアイドル歌手の自殺の後、未成年の自殺が相次いだため、この年は、その前後の年と比べて未成年の自殺が一挙に約4割もの増加をみた（図1）。
　アイドル歌手の自殺とその後に生じた群発自殺は、小さな地域にとどまらず、一挙に全国レベルの問題へと拡大していったという点で大きな特徴があった。
　歌手スカウトのテレビ番組で優勝して以来、瞬く間に岡田有希子はアイドル歌手の頂点へと昇りつめていった。デビューの年には、日本歌謡大賞最優秀放送音楽新人賞、日本レコード大賞新人賞など各賞をほとんど独占。ほぼ2年間という短期間の活動の中で、8枚のシングルレコードと、6枚のLPレコードを発表し、LPレコードの売り上げはすべて10万枚を超えた。
　そのアイドル歌手が自殺を図ったのは1986年4月8日朝のことだった。同じマンションの住人が岡田の部屋からガス臭がすることに気づいた。連絡を受けた救急隊が部屋に直行したところ、ナイフで左手首を切り、ガス栓を開いた部屋で呆然としている岡田を発見した。
　ただちに近くの病院に運ばれ、手首の傷を縫合され、抗生物質を投与された。身体の傷に対する緊急の処置だけされ、精神科医による診察はなかった。岡田はマネージャーらとともに正午には所属プロダクションの事務所に戻った。しかし、関係者が目を離したすきに、岡田は事務所のあるビルの屋上にかけ上り、そこから飛び降りて自殺したのだった。享年18歳だった。（自殺未遂歴は、自殺の危険因子のうちでも最も重要なものである。自殺未遂に及んだ後に、適切な精神科治療を受けることができていたならば、事態はまったく別の展開をし

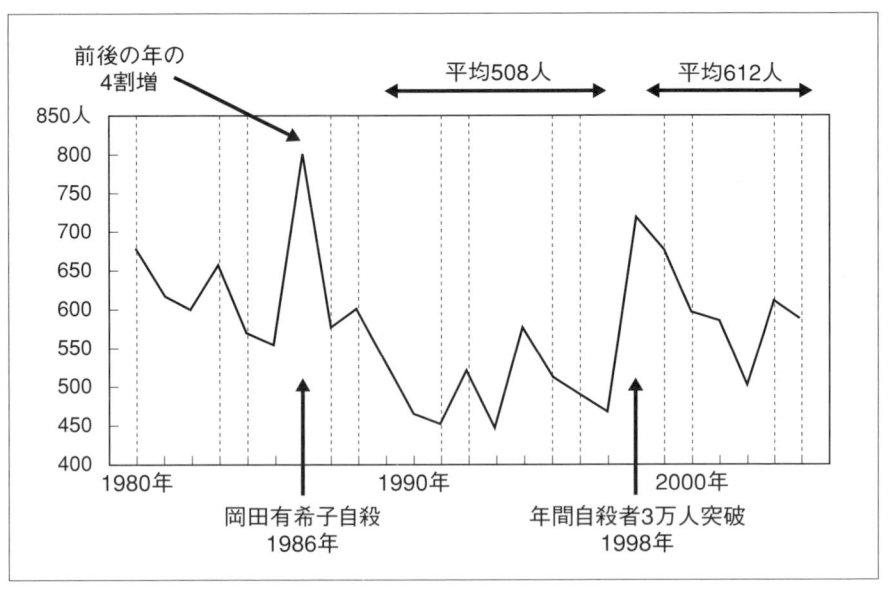

図1 未成年者の自殺数の推移

　岡田有希子自殺のニュースは直後から大きく取り上げられた。トップアイドルだけに、マスメディアも非常にセンセーショナルに取り扱った。妻子ある中年の俳優との恋愛関係の破綻が自殺の原因であることをほのめかすメディアもあれば、短期間で人気が急上昇してきたためにその後に待ち受ける人気の下降への不安や、バーンアウトを指摘するコメントなど、さまざまな憶測をマスメディアは報じた。

　それ以上に危険だったのは、テレビが映像を通して、繰り返し自殺の現場を放映したことであった。歌手が飛び降りた現場の映像が放映され、そこには飛び散った脳髄や血液の痕さえ生々しく映っていた。そして、翌日からはその場所に集まってくる数多くのファンや、そこに捧げられた無数の花束の映像が繰り返し画面に現われた。自殺現場は一種の聖地のような雰囲気さえ生み出していった。

　そして、恐れていたことは数日後から始まった。全国で青少年の群発自殺が突如として起き始めた。

　11日夕、東京都江戸川区の団地で、18歳と12歳の姉妹が飛び降り自殺。

　12日午前、某高校で2年生の女子生徒（16歳）が飛び降り自殺。

14日夕、上尾市のデパートで9歳の少女が飛び降り自殺。

15日、盛岡市マンションで中3少女（14歳）が飛び降り自殺。東京・杉並の高校2年女子生徒（16歳）が飛び降り自殺。神戸市のマンションで16歳の少女が飛び降り自殺。

16日夜、横浜市で中3少年（14歳）が首つり自殺。

17日、水戸市のマンションで高2女子（16歳）が飛び降り自殺。木更津市の高校1年男子（15歳）が飛び降り自殺。

さらに、4月17日から18日にかけては、一晩のうちに8人の少年少女が自殺した。岡田有希子の自殺後の2週間の間に30余名の青少年の自殺を認め、これは統計的に予測される数をはるかに上回っていた。そして、この影響はほぼ1年にわたり持続し、この事件のあった1986年は青少年の自殺がその前後の年と比較して4割も増加してしまった。

この中には遺書が残っていて、はっきりと岡田有希子の自殺と自分の死を結びつけている者や、自殺の現場に残されていた所持品の中から岡田有希子の自殺に関する記事の掲載された新聞や週刊誌が発見された者が数多くいた。そして、さまざまな問題を抱えていて、このアイドル歌手の自殺とその後の過剰な報道が、他の多くの青少年の自殺の引き金になったことは明らかである。歌手の名前をとって、マスメディアはこれを「ユッコ・シンドローム」とさえ名付けた。

この事件の場合、まず発端として非常に有名なアイドル歌手の自殺が起きた。そして、その自殺がセンセーショナルな形で繰り返し報道された。そして、それには映像の持つインパクトも大きかった。それは自殺を甘美なものとして誇張して描くとともに、自殺の手段についても詳しく視聴者に与えることになった。とくに思春期といった年代では、他者の悲劇に自己を同一化してしまう傾向が強いのだが、このような影響力のある人物の自殺の場合、このメカニズムは一層強烈なものとして迫ってくる。また、この事件の最中に自殺した青少年の大部分が、高いビルから飛び降りるという方法で自殺しているのも群発自殺の特徴を現わしている。

さらに、もうひとつの深刻な問題もあった。岡田有希子の自殺後に青少年の自殺が数例続いた段階で、たしかにその中にはこのアイドル歌手のファンが後を追うことをはっきりと意図して自殺した例も多かったかもしれないが、かならずしも全例がそうではなかった。（岡田有希子の自殺が起きなくても、生じていた他の青少年の自殺もあったはずである。）それにもかかわらず、岡田有希子の自殺後に生じた他の青少年の自殺がすべて「ユッコ・シンドローム」と一括りにされてしまったことが、悲劇を拡大させてしまった。青少年の自殺の

背景にはさまざまな問題が存在しているはずであるのに、その問題には焦点を当てられず、ただ「アイドル歌手の後追い自殺」という形でまとめられたのである。そして、青少年の自殺がさらにセンセーショナルにマスメディアによって取り上げられ、群発自殺を誘発してしまったというのが事実である。このように高度に情報化した現代社会では、群発自殺におけるマスメディアの果たす役割はきわめて大きい。

Ⅳ．マスメディア報道と群発自殺

1．ウィーンの地下鉄の自殺と報道ガイドライン

　世界各地の特定の景勝地で自殺が多発したという報告がいくつもある。たとえば、米国のゴールデンゲートブリッジ、わが国では、富士山麓の青木が原樹海などが思い浮かぶだろう。しかし、自殺が多発する場所は何も風光明媚な場所とは限らない。たとえば、ごく普通の日常生活が営まれている所であっても自殺が多発することがある。わが国では、かつて高島平団地や筑波学園都市などが自殺多発地となった。あるいは、特定の鉄道の路線で複数の自殺が引き続き生ずることもある。

　科学的な調査が実施されている例として、オーストリアのウィーンの地下鉄で起きた複数の自殺があり、Sonneckらが詳しく報告している[9]。

　ウィーンの地下鉄は1978年に営業を開始したが、その後しばらくの間は、自殺者数はごく限られたものに過ぎなかった。しかし、利用者数はそれほど変化がないにもかかわらず、1984年頃から地下鉄で自殺する人の数が急激に増え始めた。それは新聞が地下鉄での自殺についてセンセーショナルかつ詳細な記事を掲載するようになった時期と一致していた。1986年に起きた自殺を検討すると、新聞が報じていなかったのはわずかに1例だけであったという。（なお、この間にウィーンで起きた全自殺者数には大きな変化はなかった。）

　このような傾向を憂えたオーストリア自殺予防学会はマスメディアに向けて自殺報道のガイドラインを提示した。その内容を要約すると以下のようになる。

　自殺を誘発する可能性の高い報道の仕方として、自殺の手段を非常に詳しく報ずる、自殺を過度にロマンチックに報ずる、直前に起きた出来事と自殺の因果関係を極端に単純化して報道することなどを挙げている。さらに、次のよう

な形で報道すると、世間の強い関心を引く可能性がある点についても指摘した。すなわち、自殺の記事を一面に掲載する、見出しに「自殺」という文字を用いる、自殺者の写真を添付する、自殺者の行動をあたかも英雄的なものあるいは望ましいものとして記述する。

　ガイドラインは影響をより少なくするために次のような点に配慮することも提言している。自殺以外の他の合理的な解決策を提示する、危機的状況に陥ったものの自殺ではない他の方法で解決した具体例を挙げる、精神疾患の治療法や自殺予防の一般的な対策について正確な情報を提供する。

　さて、1987年上半期まではウィーンの地下鉄での自殺は増えていたのだが、このガイドラインをマスメディアに提示したところ、一般の精神保健の専門家もこの基本的な考え方に賛同し、支持を表明した。そして、マスメディアもそれに応じて、過剰な自殺報道を改めていった。その結果、1987年下半期以後、地下鉄の自殺が激減したのだが、その変化を図2に示しておく。

　Sonneckらは自殺報道についてメディアを非難しようとしているわけでもなければ、完全に報道を中止することを求めているわけでもない。ジャーナリストの大部分は善意から自殺に関して報道する義務を感じているのだから、報道の持つ危険な側面について警告を発するべきだというのだ。すなわち、報道の仕方によっては、他の複数の自殺を誘発する可能性があったり、あるいは逆に

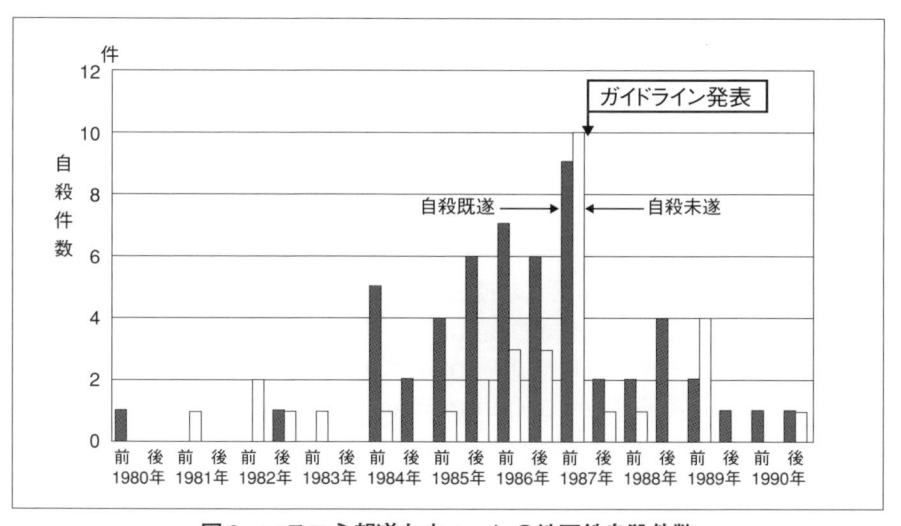

図2　マスコミ報道とウィーンの地下鉄自殺件数

Sonneck, G., et al.[9]: Imitative suicide on the Viennese subway.

自殺予防に役立ったりする点を具体的に指摘するために、精神保健の専門家が協力してマスメディアに対する自殺報道のガイドラインを提示したという。

幸い、ウィーンのマスメディアがこの提言に応えて、自殺に関する記事を慎重に扱うようになった。それまでのように地下鉄に飛び込んで自殺した犠牲者についてセンセーショナルな記事を掲載するのではなく、自殺について報道したとしても事実だけを伝えたごく短い記事にしたり、一面に自殺記事を載せなくなったり、あるいは自殺についてまったく報道を控える場合も出てきたという。

さらに、Sonneck らはマスメディアがある特定の場所や手段を用いた特定の方法の自殺をどのように報道しているか引き続き見守り、もしも再び以前のように自殺をセンセーショナルに報道する傾向が出てくれば、ただちに警告を発する態勢も必要であると主張した。

群発自殺における「模倣性」や「伝染性」についてしばしば指摘されているのだが、Sonneck らの研究は現実にこの点を検討した例として興味深い。オーストリア自殺予防学会のガイドラインにマスメディアが呼応して自殺報道について慎重な報道に改めた結果、実際に地下鉄を用いた自殺の例が減ったという貴重な報告である。

V. 報道のあり方

以上述べてきたように、高度に情報化した現代社会において群発自殺の発生や拡大にマスメディアの果たす役割は大きい。とくに若年者が群発自殺に巻き込まれる危険の高い世代とされているのだが、センセーショナルに報道された自殺に自己を同一化させてしまい、他の複数の自殺が生じかねない。そこで、マスメディアに対して次のような点に配慮して自殺を報道することを望みたい。もちろん、報道の自由や知る権利は自由社会で尊重すべき重要な権利である。したがって、一概に自殺報道を中止すべきだなどと主張するつもりはないが、自殺報道のもたらす危険な側面についてジャーナリストもこれまで以上に敏感であってほしい[8,11,14]。

①短期的に過剰な報道をすることを控える。
②自殺は複雑な原因からなる現象であることをふまえて、自殺の原因と結果を

単純化して説明するのを控える。
③潜在的に自殺の危険の高い人が自殺者に同一化してしまう可能性があるので、自殺をセンセーショナルに描写しない。故人、嘆き悲しんでいる他の人々、葬式、追悼集会、飾られた花などの写真や映像を示さない。
④模倣される危険が高いので、自殺手段を詳細に報道しない。自殺の場所や手段を写真や映像で紹介しない。どのような場所でどのような方法で自殺したかといった情報はできるだけ簡潔にする。遺書の全文を掲載したりしない。
⑤（とくに青少年の自殺の場合には）実名報道を控える。
⑥自殺を防ぐ手段や効果的な治療法があることを強調する。同じような問題を抱えながらも、適切な対応を取ったために、危機を乗り越えた例を紹介する。
⑦具体的な問題解決の方法を示す。自殺の危険因子や直前のサインなどを解説し、どのような人に注意を払い、どのような対策を取るべきかを示す。精神保健の専門機関や電話相談などについての情報を付記する。
⑧日頃からマスメディアと精神保健の専門家が緊密な連携を取る。群発自殺の危険が高まった時でも、適切な助言を時機を逸することなく得られる態勢を築いておく。
⑨短期的・集中的な報道に終わらず、根源的な問題に対する息の長い取り組みをする。

なお、マスメディアの否定的な側面ばかり強調するのも同様に問題である。マスメディアは一般の人々に対して、「自殺は予防できる」というメッセージを伝えるうえで重要な役割を果たすことが期待されている。したがって、これまでのように自殺の悲劇的な側面だけを伝えるのでなく、どのような人に危険があるのか、危機にどう対応して、どこに助けを求めたらよいかといった、予防に直結する建設的な点にこれまで以上に関心を払い、一般の人々に対して精神保健に関する正しい知識を伝えてほしい。

まとめ

ある人物の自殺が引き金となって複数の自殺が生ずる群発自殺という現象について解説した。潜在的に自殺の危険が高まっている人が、他者の死によって、自殺行動を誘発されることもあり得るのだ。高度に情報化した社会においては、マスメディアの報道の仕方によっては、群発自殺を拡大させてしまうことにもなりかねない。このような危険を十分に理解したうえで、自殺予防につながる

報道を望むものである。

　なお、本論では比較的大規模な群発自殺を取り上げた。しかし、このような大規模な群発自殺ばかりでなく、より小規模の群発自殺は、学校、病院、職場などでも現実に生じている。自殺予防に全力を尽くすのは当然であるが、不幸にして自殺が起きてしまったら、2件目、3件目の自殺の発生を予防する対策が不可欠である。

　紙幅の余裕がないため、本論だけでは群発自殺の拡大の防止策について十分に解説できなかった。この現象についてさらに興味を抱いた読者は、拙著『群発自殺』（中公新書）を参考にしていただきたい[10]。

文　献

1) Centers for Disease Control: CDC recommendations for a community plan for the prevention and containment of suicide clusters. Morbidity and Mortality Weekly Report (MMWR), 37: 1-12, 1988
2) 警察庁生活安全局地域課：平成18年中における自殺の概要資料. 警察庁, 2007
3) Motto J. Suicide and suggestibility. American Journal of Psychiatry, 124:252-256, 1967
4) 大原健士郎：日本の自殺；孤独と不安の解明. 東京, 誠信書房, 1965
5) パンゲ M（竹内信夫・訳）：自死の日本史. 東京, 筑摩書房, 1986
6) Phillips DP: The impact of fictional television stories on US adult fatalities: New evidence on the effect of the mass media on violence. American Journal of Sociology, 87:1340-1359, 1982
7) Phillips DP, Lesnya K, Paight DJ: Suicide and media. In: Maris RW, Berman AL, Maltsberger JT（Eds.） Assessment and prediction of suicide. pp.499-519, New York, Guilford, 1992
8) Schmidtke A, Schaller S: What do we do about media effects on imitation of suicidal behavior. In: De Leo D, Schmidtke A, Schaller S（Eds）. Suicide prevention: A holistic approach. pp.121-137 Dordrecht: Kluwer Academic Publishers, 1998
9) Sonneck G, Etzersdorfer E, Nagel-Kuess S: Imitative suicide on the Viennese subway. Social Science, 38:453-457, 1994
10) 高橋祥友：群発自殺. 中公新書, 1998
11) 高橋祥友：マスメディアと自殺. 防衛医科大学校雑誌, 29: 75-83, 2005
12) 高橋祥友：新訂増補：自殺の危険：臨床的評価と危機介入. 東京, 金剛出版, 2006
13) Wasserman D: Imitation and suicide: A re-evaluation of the Werther effect. American Sociological Review. 49: 427-436, 1984
14) World Health Organization: Preventing Suicide: A Resource for Media Professionals. WHO/MNH/MBD/00.2, Geneva: WHO, 2002

第3章 ネット心中

Ⅰ．ネット心中とは

　インターネットにおける自殺関連サイト（通常、自殺行動を促進するものと自殺予防を目的に作成されたものの両者を指すが、本稿では特に断りがなければ前者を指す）を通じて知り合った人々が集団自殺をするという現象が続発している。いわゆるネット心中としてこの問題は急速に注目され始め、社会問題化している。

　ネット心中とはマスコミによる造語だが、実態を正確に反映していない。心中の語義は広辞苑によると「相愛の男女がいっしょに自殺すること」「転じて、一般に二人以上のものがともに死を遂げること」とある。その種類として一家心中、無理心中、宗教団体内での集団自殺などがある。つまり、情死という意味合いが強く、自殺に至る経緯を共有する。その一方で、ネット心中は相手の心情や自殺理由を知らないことが多く、情死というよりは偶然に出会った者同士による同時自殺という意味合いが強い。相手の心情や理由を聞いてしまうと情がわいて自殺の妨げになるからという見解がある[11]。このため、むしろネット心中は「ネット同時集団自殺」なる名称がふさわしいと思うが、すでにネット心中という言葉が社会に定着しているので本稿でもそれに倣うこととした。ネット心中に関する実証研究は乏しい。自殺関連サイトがいつ頃登場したかを特定することは困難だが、2000年11月の事例に始まり2003年3月以降続発している[8]。

　ところで、筆者らは精神科診療に携わっている。診察場面でうつ病や統合失調症、パーソナリティ障害などの患者が希死念慮を訴えることがあるが、ネット心中についての記事に触れるたびに、これらの患者さんの病気からの救済を求めるという意味を持つ希死念慮とは異質の、死に対する親和性を感じずにはいられない。一体どのような人たちがネット心中に至るのであろうか。精神医学的に非常に興味深い点であると同時に、この点の解明を進めることによって予防策を見出せるかもしれない。

　本章ではインターネットの特性を含めた社会心理学的側面、そしてネット心中にかかわりを持つことが多い10歳代〜30歳代の人たちと彼らを取り巻く社

会情勢についての考察を通して、ネット心中に至る原因、過程について論じ、加えて予防策にも言及していきたいと考えている。

Ⅱ．現代における青年期の特徴

　かつて成人になるために男子は元服、女子は髪上げといった通過儀礼があった。江戸時代には若者組、明治末期から大正時代にかけては青年団が組織され、自治機能の一部を担い、上下関係や横のつながりを作る場として機能した。いずれも、社会に出て行くためのステップとして明確な役割を果たした。

　1960年代以降、若者の多くは都会に流出し、人間関係が希薄な都市で過ごすことが多くなった。1970年代に入ると、高い生活水準と平行して少子化が進み、若者は両親から多くの投資や愛情を注がれ、多大なやさしさを享受するようになった。このような背景の中、1980年代は家族関係がさらに密になっていった。家族内ではやさしさがあふれ、居心地がいいものになった。そして次第に自己を傷つけられる経験が少なくなり、ひいては傷つけたり傷つけられたりすることへの遠慮や恐怖に発展した。このようなコミュニケーション様式は現実社会における社会交流にも影響を与え、なるべく相手を傷つけないような無難なものになり、人間関係の希薄化をもたらした[13]。

　1990年代に入るとさらに社会状況は急激な変化を遂げた。まず、ものを媒介とした人間関係が多くなり、生きている実感や他者とのつながりの実感を得にくくなった。そんな中、前述のような少子化がさらに進み、子供への投資と愛情がますます多くなり、子供は前出のやさしさのほかに強い万能感を抱くようになった[13,14]。

　子供が初めて他人との関わりを持つ現実の社会は学校である。ここで様々な他人との関係を通じて「自分は万能ではない」ということを子供が受け入れ、現代社会に出て行くための折り合いをつけていくのだが、実際は運動会の競技やテストの成績で順番をつけないなどに代表されるように「平等」や「均質性」が重要視され、非現実的な万能感は温存されてしまう。このことを斎藤は「去勢否認」と呼んでいる[14]。去勢否認が続けば子供たちは現実味がない万能感を抱きながら成長し、万能感を壊される恐怖によって社会に踏み出すことを知らず知らずのうちに拒絶する。このため、傷つきながらも世間を渡り歩く大人への移行が困難になり、モラトリアムから脱出できず、ニートやパラサイトシン

グルと呼ばれる若者が多くなったと考えられる。社会と接する機会が少なくなると、青年期に獲得すべき現実問題に対応するための思考処理能力や他者に対する共感性、責任感の獲得にも障害が出てくる。その結果、情報処理能力は抽象的思考（形式操作）が困難になり、直接的な思考が主体となる。また、内面への理解が進まないため他者へのより深い理解が困難になってしまう。このため自分が直接関わっていない人たちの体験を想像し共感することも困難になる。

このような中、1995年頃からインターネットが一般に普及し始めた。インターネットは自分が好きな時に好きなだけ利用できるという特徴があり、このコミュニケーション様式は前述のような社会背景に馴染みやすいと考えられる。自己を傷つけないように自己防衛しつつ、社会参加したような気持ちになることができるからである。しかし筆者らは、形式操作や共感性の獲得に障害がある状態で、自己責任のもとに適切にインターネットを扱い、情報処理を行なうことは出来るのだろうかという疑問を抱かざるを得ない。

Ⅲ．インターネットの普及

1969年、冷戦時代のアメリカでは軍事（核）攻撃を受けても維持できる、ARPANETを構築した。1986年に軍事用から切り離され、学術研究用ネットワーク基盤NSFNETが作られたが、1995年に民間に移管された。そしてパソコンのOSであるWindows95の登場もあいまって一般個人のインターネット利用に加速がついた。2004年時点で本邦におけるインターネット人口は6284万人に達している[13]。

インターネットの普及はさまざまな功罪をもたらした。距離と時間を超えて瞬時にいろいろな情報のやり取りが出来ることはボーダレスなコミュニケーションを促し、視野の拡大を図れるという大いなるメリットがある。

一方、ともすれば不特定多数の人々が取捨選択せずに情報のやり取りをしてしまうという危険性をはらんでいる。ネット上の情報は虚偽のものも多く混在し、正確な情報を得ることは非常に困難である。また、インターネット上のコミュニケーション様式は現実社会における対面式のそれとは随分異なっている事を考慮する必要がある。しかし、これらに関する研究はまだ少なく、系統だった教育もなされていないのが現状である。

Ⅳ. インターネットにおけるコミュニケーション様式

　これまで社会心理学の分野では、集団心理やコミュニケーション様式について多くの研究がなされてきた。インターネットにおけるコミュニケーションは現実社会のコミュニケーションと異なる部分が多いが、これまでの研究成果を参考にしながら考察していくことが可能である。

1. 印象形成

　我々は言語的、非言語的に他人に与える自分の印象を作り上げてきた。無意識のうちにそうしている時もあろうし、就職面接を成功させる、商談を成立させるなど、具体的な目標を持って意識的に自分の印象を形作ることもある。非言語的側面も大きな役割を果たすが、肝心の相手方は第一印象を形成するとき、特定の情報しか手がかりにしない[2]。
　インターネットでのコミュニケーションは専ら言語的側面（文字）が担っている。このため印象形成に必要な情報はさらに限られてしまい、相手が受ける第一印象に用いる情報は、現実社会の対面場面よりも更に狭小なものになってしまう。

2. 匿名性による脱抑制

　インターネット利用者は、他者とのやり取りで全く抑制がきかなかったり、激昂しやすくなる傾向がある[6]。自分の行動が匿名性を帯び、直接自分の側に帰属されないとき、社会慣習による制約が弱まる。抑制が弱まったり激昂するきっかけは返信のタイムラグなどの些細なことが多い。対面であれば社会慣習による制約が機能し、非言語的コミュニケーションで行き違いなどを埋めることが出来るのだが、インターネットでは社会的慣習や制約は機能せず、非言語的コミュニケーションも無効のためフラストレーションがたまり、怒りが生じる。また、抑制がきかないため、コミュニケーションが極論に走りやすくなる。

3. 自己防衛性

　インターネット利用者の中には、現実社会における対面場面でのコミュニケ

ーションをあまり好まない人たちも存在する。しかし、このような人たちは決してコミュニケーションを拒否しているわけではない（本当に拒否しているならインターネットすら利用しないであろう）。インターネットならば自己や相手を傷つける恐れが少なく、もし相手との関係が気に入らなければすぐに断ち切ることも出来るのである。

V. インターネットにおける集団心理

1. 集団成極化

　集団を厳密に定義することは困難であるが、ある簡単な定義によれば、集団とは社会的相互作用があり、相互に影響しあう2人またはそれ以上の人々の集合である。そして集団内には独特の力動が働くが、その代表的なもののひとつが集団成極化（group polarization）である。1961年にStonerが行った集団意思決定に関する研究では、ある選択場面で個人と集団の意思決定を比較すると、集団のほうが、よりリスクが大きい決定に至ってしまうという結果が出た（リスキーシフト）[6]。
　その後の追試で同様の結果が再現され、やはり集団の構成員が同様の意見を持っていると、その意見の方向への成極化が見られた[3]。集団成極化が生じる理由を以下に挙げる[5]。
①話し合いの場面で集団の価値観に合うように自分の意見を変化させる。
②集団の話し合いの中で接したことのなかった論拠に接することで自分の意見をシフトさせる。
③話し合い前の多数派意見が集団の意見として採用される。
　一般に集団で話し合えば意見交換ができ、議論の末によく練られた結論が得られると思われがちだが、必ずしもそうではないということで、当時この研究結果は注目を集めた。

2. インターネットにおける集団の特性

　インターネット上の集団は、面識があるもの同士、面識はないが時間が許せば社会的な場で顔を合わせるかもしれないもの同士、共通の興味関心はあるが

実社会で会うことを前提としていないもの同士など、さまざまなパターンがある。そして集団の成極化も見ることができるのだが、むしろインターネットの方がより顕著であるかもしれない。Spearsら[7]は互いに顔を見ることができる部屋と見えない部屋にそれぞれ見知らぬもの同士の被験者を3人ずつ入室させ、コンピューターを介してあるテーマについて討論させた。互いに集団であることを意識させないようにした場合、顔が見える群と見えない群で成極化の程度に差はなかった。しかし、同じ実験を互いに集団であることを意識させた上で行うと、顔が見えない群のほうが見える群に比べて有意に成極化の程度が強かった。つまりこの実験は、集団の意識を持たせた場合、対面場面よりインターネット上の集団コミュニケーションのほうが成極化の程度が強いことを示唆する。

実際のインターネットにおける集団は物理的距離や時間の制約を越えて同じような意見を持つ者同士が集いやすく、インターネット上で互いに集団としての意識を持ちやすい。さらに、匿名性などが影響して実社会の集団に比べ、結びつきが弱いという独特の構造を有し、コミュニケーションは抑制のきかないものになりやすい。このため、インターネットのコミュニケーションでは周囲の意見に耳を傾けず、歯止めがかからない一方的な自己主張が繰り返され、互いの意見を比較して同調するのではなく、単に共振し合って成極化していく。このように、インターネットの集団でも現実社会の集団でも成極化は生じるが、その程度と過程は異なる。

以上を踏まえ、自殺関連サイトにどのような人々がアクセスし、どのような過程でネット心中に至るかを論じていきたいと思う。

Ⅵ. 自殺関連サイトにアクセスする人たち ：精神医学的考察

張は自殺関連サイトにアクセスする動機によって、積極的に自殺仲間を勧誘する群（呼びかけ人）と、明確な自殺の意思がないまま自殺の呼びかけに呼応してしまう群（追随者）に分類した[8]。そして新聞記事、ジャーナリストの著作、新聞社会部記者、精神科医師などを情報源として調査を行い、以下のような結果を得ている。

1. 呼びかけ人に見られる精神障害

- 境界性パーソナリティ障害（幼少時期に親からの愛情が不足した状態で生育。情緒が不安定、愛情欲求が非常に強い、慢性的に希死念慮が続き自傷行為や自殺関連行動に至りやすい、などの症状を呈する。）
- その他のパーソナリティ障害（明らかな境界性パーソナリティ障害ではないが、幼少時期に親からの愛情が不足していたり、学校でのいじめなどの心的外傷体験があり、慢性的な虚無感や自尊心低下を有する。）
- 気分変調性障害（軽度のうつ状態を間歇的に繰り返す。成因の背景は前者と共通する。）
- 解離性同一性障害（自分以外の別人格が混在している。幼少時期の強烈な外傷体験がきっかけで発症すると言われている。）
- うつ病（抑うつ気分、興味関心の減退を主症状とする。不安、不眠、食欲低下を伴い、希死念慮を抱くことも少なくない。）

2. 追随者に見られる精神障害

- うつ病
- 躁うつ病のうつ病相または混合状態
- 気分変調性障害

　そして1. 呼びかけ人に見られる精神障害、2. 追随者に見られる精神障害、両者に共通して、精神医学的診断がつかない一群も存在することを見出している。つまり「死にたい理由が特にあるわけではないが生きていてもつまらない」、「生きていてもつまらないし頑張るのが面倒だから死のうと思う」、「人生に意味はないと思う」などというメッセージを発するが、精神医学的診断をつけることが困難な人たちである。思春期、あるいはモラトリアム期（社会的猶予期間）の長期化により、閉塞感が生じているためと思われる。前述のように現代は社会人として成熟するのが非常に困難なので、このことは決して無視できない。モラトリアム期が障害をきたすと以下のような状態となる[12]。

①自意識過剰
②社会的遊びができなかったため選択場面で葛藤が生じ、決断を回避しやすくなる
③対人的距離の調節がうまくいかず密着、極端な孤独に陥りやすくなる
④将来への見通しを失い、「このままでいいのだろうか」という切迫感が生じ

やすくなる
⑤職業的アイデンティティの獲得を回避し、集中困難、退行、極端な自己破壊的没入が起こりやすくなる
⑥社会が望ましいとする役割やアイデンティティに対する嫌悪が生じ、これらと反対なものへの過大評価が起きやすくなる

　上記のような葛藤状況ではなかなか生きがいは見つからない。そして②、③、④、⑥などが背景となって一時的に自殺願望を抱く可能性がある。また、同年代の青年が社会で活躍していると耳に入れば、さらに焦りや絶望感、自己評価の低下などが生じ、自殺願望が生じる。しかし、彼らの中で自殺関連サイトを希求する人たちは、いわゆる精神医学的な希死念慮とは異なる自殺願望を抱いているように思われる。実際、「もう終わりにしたい」「消えてしまいたい」などの書き込みが見られ、希望する自殺手段もなるべく痛みを伴わない楽なものであることが多い。つまり、完全なる「無」を自然な形で手に入れたいと考えているように受け取れる。実は本当に死にたいのではなく、自己を傷つけたくないという心性の延長なのかも知れない。

　サイト内でいろいろな書き込みをしているうちに自分の悩みが他人と共有できたと錯覚する[15]。抽象的思考パターンが確立していれば、書き込みの字面だけで満足せずその背後にある人間像を推し量ろうとするであろうが、直接的な思考のみが前景に立てば書き込みを見るだけで短絡的に印象を形成してしまい、自分の悩みが共有できたと判断してしまう傾向はいっそう強まるであろう。しかし、実際はある書き込みに対して同じベクトルを持つ書き込みが連続するだけであり、共感し合っているわけではない。むしろこのような書き込みが互いに共振し、成極化へ向かっているような印象を受ける。

Ⅶ. 自殺関連サイトが自殺を促進する要素

　ネット心中は見ず知らずのもの同士が集合して行う。前述の通りインターネットは距離的制約を越えて自殺に親和性が高い人たちが自殺関連サイトに容易にコンタクトをとることができる。坂元[1]は自殺関連サイトが自殺を促進する要素として、インターネットでは自殺をしようとする考えが肯定される、インターネットでは自殺の手段や情報を得やすい、インターネットでは自殺仲間を簡単に獲得できる、を挙げている。以下にそれぞれの要素について検討する。

1. インターネットでは自殺をしようとする考えが肯定される

　一般に自殺行動を肯定する人を自分の周囲に見つけることは困難である。自殺願望を打ち明けると自殺行動を止められたり、否定されたりする。しかし、自殺関連サイトには地理的制約を越えて自殺を肯定する人々が集まりやすい。自殺願望を打ち明ければ、その意見が肯定され支持される場合が多い。このため、自分の意見が賛同を得られたということで安堵感を抱き自分の本音を語るようになる。そうなれば、もはや周囲に気を使わずに脱抑制的に話し言葉でメッセージを伝えることができるようになる。インターネットにおけるコミュニケーションは口調、表情、身振り、しぐさなどの非言語的なメッセージが伝えられないため、ほかの自殺願望を抱く人々はそのメッセージを文面のみで受け取り、相手に対する印象を形成する。このため、解釈過大なものになりやすいと思われる。

　これらのことが背景となり、自殺関連サイトに集まった人々は自殺行動へと向かう。もちろん集まったもの同士が呼応し合うことも原因のひとつであろうが、集団の力動も影響していることが想定される。自殺関連サイトにアクセスする人々は互いの意見に呼応しあうために心理的つながりを感じ、集団帰属意識が徐々に芽生えてくる。しかし、それは顔を見ることのないコミュニケーションのため匿名性は保たれる。このため、社会規範を気にすることなく抑制をきかせずに様々なメッセージを伝えることができる。メッセージは次第に極端なものになり、いわゆる中庸の意見は少なくなっていく。そして自殺肯定の方向に集団の成極化が生じる。

　また、自殺行動は連鎖しやすいという側面を有している[9]。インターネットでは、自殺やネット心中の先行事例に容易に触れることができるが、この事はその要素をさらに促進することとなる。

2. インターネットでは自殺の情報や手段を得やすい

　自殺関連サイトは自殺に関する情報を記しているものが多い。練炭自殺を例にとれば、以前であれば苦しまないで死に至るという情報が多かったが、最近は失敗例が多いとの書き込みが多くなった。このような情報に容易にアクセスできる現実に筆者は危惧を覚える。

　また、そもそも自殺関連サイトの存在を知らなければアクセスすることはないのだが、その存在を知らしめている報道の影響は無視できない。2003年以

降、ネット心中が発生するたびに報道量は増加し、その内容は詳細でセンセーショナルなものになっている。詳細な自殺手段についての記述とともに、自殺関連サイトに関する記述も目に付く。これらは、潜在的に希死念慮を抱いている人たちに影響を与え、自殺関連サイトへのアクセスを促進している可能性がある。つまり、報道と自殺関連サイトの両方から自殺に関する詳細な情報が得られることになる。坂本ら[4]のネット心中が大々的に報道されていた時期の調査によれば、新聞による自殺記事の32.9％に模倣を招きかねない詳細な自殺手段の記載があり、ネット心中に対するアクセシビリティを高めた（すなわち自殺という行為や、ネット心中という手段を思いつきやすくさせた）可能性が高いとしている。

ちなみに、欧米では模倣自殺防止を目的に自殺に関するメディア・ガイドラインを発行している。このガイドラインでは報道量規制、センセーショナルな報道を避ける、詳細な自殺方法を記載しない、などが柱になっているが、実際にスイスでメディアの報道をかえてから自殺者が減少したという報告もある[16]。

また、インターネットを通じて自殺の手段を手に入れることも出来る。自殺願望者の中にはすでに自殺手段を手に入れていることを明らかにして一緒に心中する人を募集していることがある。1998年の「ドクターキリコ事件」では、自殺願望者がインターネットを通じて毒物を入手して自殺に用いていた。最近では2007年10月に自殺願望者が報酬を支払い、自分を殺すように依頼して実行に移された事件もあった。

これらの情報は何の制限も加えられずにインターネット上に公表されている。通常の精神状態でもインターネット上の情報を取捨選択することは困難であるが、うつ病などの精神疾患を抱えていればなおさらそれは困難になる。そして自殺傾向があれば具体的な自殺の手段を示されればそれにのめり込んでしまう可能性は十分にある。いずれにしろ、自殺の具体的な方法や計画を手に入れることは自殺の危険性を高めることになる[10]。

3. インターネットでは自殺仲間を簡単に獲得できる

前述のように、自分の周囲に自殺願望者を見つけることは困難であるが、インターネットでは地理的制約を超えてそれが可能である。自殺は一般的に孤独で惨めなものとされ、単独だとそのことに直面しなければならず、場合によっては自殺行動の抑止になりうる。しかし、インターネット上で同じような自殺願望者が集まれば少なくとも孤独感は払拭され、自殺行動に対する抵抗が弱まる。そして自殺願望者が集まり、心中の具体的な話が進んでいく。もし翻意し

たいと考えても集団による圧力が働き、抜け出せなくなる可能性もある。そうなれば、単独であれば自殺に至らなかったケースまで自殺に至らしめている場合がありうるのである。

Ⅷ. ネット心中の予防策

　本邦では1998年以降、年間自殺者数が3万人を超えている。このため、自殺予防策の確立が急務であるが、ネット心中もその対象に含まれる。ネット心中に対する予防策を考えてみる。

1. 精神科診療でネット心中を扱う

　前述のようにネット心中するものの中に精神障害者が含まれているので、まずこのことを啓蒙し、精神科医療につなげることが必要である[8]。しかし、精神科医療の現場でネット心中に対して十分なアプローチはなされていない。
　筆者らの経験では、診察場面で自殺関連サイトにアクセスしている、もしくはネット心中を考えていると患者自ら語ったことはほとんどない。ネット心中のイメージが「社会の闇」といったものであり、診察場面で患者がネット心中について語ることに無意識に抵抗しているか、故意に隠しているなどの理由があると思われる。そして精神科医もそのことを扱うことに馴れておらず、無意識に取り上げることに抵抗しているかもしれない。
　しかし、これまで精神科医療では患者の希死念慮の内容や、それを抱くに至る過程を解釈しながら治療にあたってきた。これまで培われてきた社会心理学の知識がインターネットの心理学に応用できるように、精神科医療でもこれまでの希死念慮の扱い方を応用してネット心中を考えるに至った過程を解釈して治療にあたることは可能であろう。たとえ明確な解決方法がないにしても、患者の闇を取り上げることは、治療関係の構築や患者の内面を理解する一助になりうると筆者らは考える。
　また、精神科医の抵抗を和らげるためにも、学会や公的機関などで議論を深めていくことも必要不可欠であろう。

2. 不安定なアイデンティティを支える

　アイデンティティが不確かな状態にあると些細なことに反応して希死念慮が出現しやすいことは前述した。アイデンティティの確立は社会構造とも関連した非常に遠大なテーマであり、今すぐ解決できる問題ではない。彼らは、恐らくインターネットへの親和性と相まって自殺関連サイトへアクセスしてしまうのだが、この時点で何らかの介入をすることによってネット心中を予防できる可能性がある。

　保健所などの公的機関や学校などで、ネット心中に関するカウンセリングの窓口をインターネット上でも整備していくことは一つの方法であろう。実際、いのちの電話ではインターネット上で相談受付を開始している。

3. メディアリテラシー教育を充実させる

　ネット心中はインターネットを介して行われるため、今後はインターネットに関する教育を充実させていくことも重要である[1]。インターネット関連の教育はメディアリテラシー教育の分野に属する。メディアリテラシー教育は学校教育と社会教育で行われる。

　学校教育の場合、中学校では「技術家庭科」の中に情報教育の単元があるし、高校では「情報」という必修科目がある。これらの中ではインターネットに関する教育も含まれており、この中にネット心中の項目を設けることは容易に実行可能であろうし、その効果は大きいと思われる。同時に命の大切さを学ぶ絶好の機会になる。

　社会教育の場合、行政やNPOなどによる図書、冊子、ポスターの配布や講習会、研修会、イベントの開催などが挙げられる。その対象者は自殺願望を抱いている人たちはもちろんであるが、自殺予防の専門性を持つ人たち（医療従事者、カウンセラー、保健婦、教師など）も含まれる。ネット心中の問題は新しいため、これらの人たちがそのことに詳しくない可能性もあるからである。

　そしてメディアリテラシー教育におけるネット心中予防教育には以下のようなことが含まれる。

①インターネットには自殺を促すさまざまな特質が存在し、自分が影響されるばかりでなく他者にも影響を与え、巻き込んでしまう可能性もある。

②インターネットには多くの虚偽の情報が存在するが、自殺関連サイトもその例外ではない。例えば練炭自殺は苦痛ではないという情報も不確実である。

③普段から情報はさまざまなチャンネルから得るような習慣をつけ、自殺についても自殺関連サイトばかりではなく、多くのメディアにも目を向け自殺予防も含めたいろいろな考え方に触れるようにする。

　これらのメディアリテラシーを獲得すれば、もし周囲に自殺願望者がいてもメディアリテラシーを伝えることができ、ひいてはネット心中予防にもつながるものと期待できる。

4. 集団成極化を意識させる

　集団成極化もネット心中に大きな影響を与えている。すなわち、自殺関連サイトで書き込みをするうちに、皆が徐々に自殺する意思を確固たるものにして、後戻りできなくなるのである。このことは集団心理の一側面であり、のめり込んでいる時に止めることは困難であるが、あらかじめこのような集団心理が働くという事実を周知させて予防することは可能ではないだろうか。インターネット上や学校教育などで啓蒙していくことが有効と考えられる。

5. 自殺予防に関するサイトを増やす

　自殺関連サイトの取り締まりや禁止がネット心中予防策として有効との意見があるが、これには失敗の前例がある。韓国は我が国に比べてインターネット環境の整備が早期に行われていたが、我が国と同様ネット心中が社会問題化した。そして2002年に自殺関連サイトが一斉に取り締まられた。しかし、しばらくすると別のサイトに書き込みの場が移り、自殺の温床になってしまった。このように、取締りを強化しても結局いたちごっこになってしまう危険性をこの事例から学び取れる。

　また、我が国では憲法が保障している言論の自由との問題も議論していかねばならない。このため、自殺関連サイトに対して自殺予防に関連するサイトを増やし、それらが人目に止まりやすくなる工夫を重ねていくことが必要である。例えば「自殺」というキーワードを入力したら自殺予防に関するサイトや相談窓口に直結するような手段はないであろうか。

おわりに

　本章ではネット心中について社会心理学や現代の青年が置かれている社会状況を通して考察してきた。

ネット心中は、他の自殺に比べてまだ精神科医療ではあまり一般的ではない。精神科医療者がネット心中について十分認識できていない事情もある。冒頭でも述べたように、うつ病などの精神疾患に伴う「死にたい」気持ちは症状（つまり、自分にとって違和感を感じたり苦痛であるということ）として語られることが多く、救済を求める意味を含んでいる。近年うつ病の啓蒙が進んできているためにうつ病の症状として「死にたい」気持ちを語ることは以前に比べて社会的に認知され、それほど抵抗がなくなっている。このため、精神科医療の現場では患者はそれほど抵抗なく希死念慮を打ち明けるし、精神科医療者もそれを扱うことに慣れている。

その一方で、診察場面において、自殺関連サイトにアクセスしていることやネット心中についてはほとんど語られない。このことは、以前精神科医療にかかっていることに後ろめたさを感じていた時代の雰囲気に似ていると筆者らは感じている。今後、ネット心中についても啓蒙が進んでいけば、精神科の敷居が低くなったことと同様に、ネット心中を考えていることを周囲に語ることの抵抗感が弱まり、そのことがネット心中予防に相乗効果をもたらす可能性がある。心の「闇」を、生の感情交流が得られる対面の人間関係において語ることが大事なのだと思う。

ネット自殺を考察する都合上、これまで現代社会の問題点ばかりを指摘してきた。しかし社会全体はたゆまぬ進歩を続け、享受できる幸福もたくさんある。もし、実社会で傷つくことを恐れてインターネットに没入する若者が多いのであれば、インターネットを通じて実社会における幸福感などを提示することも必要だろう。そして、可能ならネット世界からちょっと抜け出して、生の対人交流に向かわせるような仕掛けがあれば素晴らしいのではないかと思うのである。

文　献

1) 坂元章：ネット自殺の発生機序とメディアリテラシー教育 上田茂（主任研究者）Webサイトを介しての複数同時自殺の実体と予防に関する研究―総括・分担研究報告書―, 平成16年厚生労働科学研究費補助金厚生労働科学特別事業, 71-75, 2005
2) 山岸俊男編：社会心理学キーワード, 有斐閣双書, 東京, 2001
3) Myers, D. G., Bishop, G. D.: Discussion effects on racial attitudes. Science, 169, 778-779, 1970
4) 坂本伸士, 田中江里子, 景山隆之：自殺の新聞報道の現状と問題点―「ネット自殺」以降の新聞報道の内容分析を通して―. 心の健康21（2）, 44-53, 2006
5) 山田一成, 北村英哉, 結城雅樹編著：よくわかる社会心理学, ミネルヴァ書房, 京

都, 2007
6) Patricia, W: The psychology of the internet. Cambridge University Press, 1999（川浦康至, 貝塚泉訳：インターネットの心理学, NTT出版, 東京, 2001）
7) Spears, M., Russell, L., Lee, S.: De-individuation and group polarization in computer-mediated communication, British Journal of Social Psychology, 29, 121-134, 1990
8) 張賢徳：精神医学からみた実態に関する研究 上田茂（主任研究者）Webサイトを介しての複数同時自殺の実体と予防に関する研究―総括・分担研究報告書―, 平成16年厚生労働科学研究費補助金厚生労働科学特別事業, 7-17, 2005
9) 高橋祥友：自殺予防, 岩波新書, 東京, 2006
10) 玄東和, 張賢徳：（プライマリケアにおけるうつ病診療）3. 自殺予防, Prog. Med., 27, 2019-2022, 2007
11) 渋井哲也：ネット心中, NHK出版, 東京, 2004
12) 小此木啓吾, 深津千賀子, 大野裕編：精神医学ハンドブック, 352-353, 創元社, 1998
13) 白井利明編：よくわかる青年心理学, ミネルヴァ書房, 京都, 2006
14) 斉藤環：社会的引きこもり, PHP出版, 東京, 1998
15) ロブ@大月：自殺願望, 彩流社, 東京, 2004
16) 堀口逸子, 赤松利恵：社会における実態に関する研究（1）新聞における報道の実態 上田茂（主任研究者）Webサイトを介しての複数同時自殺の実体と予防に関する研究―総括・分担研究報告書―, 平成16年厚生労働科学研究費補助金厚生労働科学特別事業, 19-26, 2005

第4章　宗教と集団の病理

Ⅰ．宗教カルトとマインド・コントロール

　1980年代後半から、日本では集団活動が引き起こす新たな社会的病理の問題が注目されるようになってきた。この問題とは、宗教、政治、通俗的医療、教育・自己啓発、商業ビジネスなどのさまざまな分野で活動する特定の構造をもった組織的な集団が引き起こす個人への心理的・身体的傷害、および対人・集団葛藤である（なお、組織集団だけでなく家族のような親密な関係にある集団において起きる女性や子供への虐待事件の背景としても同様の構図が見られることがある）。

　たとえば、個人がある組織に入会してその活動に従事することで、人生の意義や幸福感をもたらされるはずだったのに、それはいつまでも得られず、かえって身体を壊したり、精神的に苦痛を与えられたりしてしまう。あるいは一時の主観的充足感と引き換えに、多額の財産や社会的地位が奪われることがあり、最悪、命さえも奪われかねない。また、親しかった家族や友人との関係が著しく悪くなって絶交状態に陥ったり、近隣の居住者といがみ合ったりしてしまうことがある。その他、他人の財産を奪ったり、傷を負わしたり、殺人事件さえも起こすことがある。

　もし、そのような組織集団のリーダーが、政治的野心を暴力で遂げようとするようないわゆるテロリズムの信奉者であったとしたならば、そのメンバーは暴力行動をやむを得ない所作とみなしたり、真面目に正義感を抱きさえして暴力的攻撃を躊躇することなくしかける。そのために最近では、このような集団問題は、テロリスト集団の心理としても注目されることになった[1, 2]。スタエルスキー（Stahelsky, A.）[3]や、ジャーナリストの国末[4]によると、爆弾を抱えて民衆の中に飛び込むといった自爆テロを決行する人々も、元々は信念のために自殺するような強固な教条主義者であったのではなく、誰かに社会心理学的な影響力を巧みに駆使され騙されたことで絶対的な支配を受けてしまうことになり、テロ攻撃を命令されて従わざるを得なくなった結果であると説明する。すなわち、このようなテロリズムの基盤は巧妙な心理操作によるものである点が指摘されている。

宗教法人のオウム真理教が引き起こした事件は、そんな未曾有の病理ケースとしてみなすことができる。この団体は、サリンという猛毒ガスを生成して1994年松本市の住宅地や1995年に東京の地下鉄の車両内で散布し、多くの死傷者を出した。この事件は、日本史上で最悪といわれる無差別テロ行為であり、世界一安全な国であることを誇りにしてきたわが国に非常に大きな衝撃を与えた。またその他にも彼らは、数々の殺人事件を含む凶悪犯罪を行っていたことが判明している。なお、それらに関与して死刑求刑されている元信者の被告人の証言によると、教祖の指示で核弾頭10個にも相当するという70トン以上のサリン毒ガスや1000丁の自動ライフル銃を製造する計画をし、またその他あらゆる武器を手に入れる戦争の準備を行っていたという。しかし、逮捕された信者らは社会に恨みがあったわけでもなく、攻撃目的をもって武装計画を進めていたわけでもなく、一様に真面目で意味も考えずにただ教祖の命令に従っていただけなのであった。

　こうした集団が起こす事件は、世界では遥か昔から歴史上繰り返されてきたと考えられる。最近の集団殺人に限っても、1993年アメリカのテキサス州でFBIとの銃撃戦の末、信者の約80人が焼身自殺したブランチ・ダビディアン事件[7]が起こり、1994年スイスとカナダでは、100名以上がピストルで殺害されて焼かれたという太陽寺院事件[8]が起きた。また、1997年アメリカのカリフォルニア州では、インターネットのサイトで集まった男性ばかり39名が毒薬を用いて自殺した天国の扉寺院事件[9]が起き、そしてさらに2000年ウガンダでは、神の十戒復古運動という終末思想を信じる組織が、1000名以上を組織的な焼身虐殺の犠牲者にした事件を起こしたと報道されている。

　ところで、このような問題を引き起こす集団を指し示す"破壊的カルト"ないしそれと同義としての"カルト"という言葉と、彼らが信者獲得および支配のために用いる嘘や欺瞞による心理操作のシステムを指す"マインド・コントロール（mind control）"という言葉が一般に流布するに至っている。前者のカルトとは、社会学においては特に否定的な意味はなく比較的小規模の熱狂的集団を意味しているが、一般的には、表面的には合法的な活動集団として公的是認された団体でありながら実質的にはあからさまな犯罪やそれに近い行為を行っている団体を指すことが多い。そして後者のマインド・コントロールについては、自ら破壊的なカルトで活動経験があるハッサン（Hassan,S.）[10]は、個人のアイデンティティを破壊して、団体に都合の良い新しいアイデンティティに置き換えてしまう思想、感情、行動および情報のコントロールによる影響システムであると述べ、多くの破壊的カルトがグループダイナミックスと催眠を用いてそれを行っていると指摘している。

このような破壊的カルトやそのマインド・コントロールという概念は、殊さらに宗教集団の病理を指し示すものではない。しかし、破壊的カルトが宗教の装いをまとうことは、一般の人々やメンバーを欺瞞に陥れ、暴力によって社会秩序を乱したり、心理的虐待の被害に遭わせたりするためのカムフラージュには使いやすいといえる。現代社会には、心身の癒しを求める人々、性格や能力の自己変革を求める人々、科学を超えた人間や世界についての理解を求める人々が多くいる。カルト側からすれば、これらの欲求をまるで叶えるかのふりをしながら自らの野心を遂げようとするには、宗教集団であることは都合が良い。ただすべての宗教カルトが、はじめから宗教集団の本来の目的を果たすつもりがなかったとはいえない。つまり彼らの人々を害する現象が意図的なものなのか、何らかの予期せぬ機能不全によるものなのかの判断は難しいが、信者にとって初期の期待とは大きく落差のある否定的結果は、宗教の病理によるものであるとみなせよう。

Ⅱ. マインド・コントロール

1. 操作されるビリーフ・システム

　破壊的カルトによるマインド・コントロールの本質は、ビリーフ・システムの大幅な変容とその強化にある[11]。ビリーフ・システムとは、記憶と記憶のネットワーク化によって構成された各自の意思決定のための"装置"である。ビリーフ（belief）とは、ある対象（人や事象）と、他の対象、概念、あるいは属性との関係によって形成された認知内容のことを指す[12]。日常的な表現でいうと、"知識""信念""信仰"などがそれにあたる。人は、こうしたビリーフをさまざまに多く所有し、自らの経験に基づいて整理・構造化（スキーマ化）して、認知のための神経システムを形成している。
　俗に言われるマインド・コントロールにおいて、カルトに共通して重要視され、心理的な操作を受けるとみなされるのが、次の5種類のビリーフ群である[13]。すなわち過去や現在の自分はどのような価値のある存在で未来にはどのような人間として意味づけされるのか（自己ビリーフ）、本来、自分や世界の望むべき姿はどうあるべきなのか（理想ビリーフ）、人間とはどういう存在で、歴史や世界情勢はどのような原理や法則に従って展開してきたのか（因果ビリー

フ)、そして、理想社会の実現には、誰からの情報を信じて誰からの情報に惑わされないようにするべきなのか（権威ビリーフ）、また、望ましい方向に向かって生きるためには、まず何を目指し次にその達成後には何を目指して行動すればよいのか（目標ビリーフ）である。

　人はこうした種類のビリーフ群をスキーマ化した体系にすることによってアイデンティティの根幹をつくりあげている。つまりこの心理的なシステムが、現在の自己状態を把握し、矛盾なく現実世界を説明し、さらに各自の人生において、把握した過去や現実の自己と、望ましい理想的な自己や家族や社会の実現に向けて具体的行動がとれることができればいいのだが、実際には問題や矛盾を抱え、実現困難となっている現実をわれわれは経験する。

　特に自己決定の場面が急に増える青年期には、その矛盾を見逃しがたい事象として認知し、いかにして解決するかを性急に求める傾向がある。しかしそれは簡単なことではなく、成人期に至るまで解決しないままであったり、一生涯その問題を未解決のまま抱え込むということもよくあることであろう。すなわち、人は生きていく上でさまざまな矛盾や未解決な問題を抱えざるを得ないのが現実なのである。

2. カルトの自己とビリーフ・システム

　このような苦悩する現実において、代表的な宗教カルトといえるオウム真理教の教義は、人が生きるべき"道"として魅力的に見える一つの可能性を示していたといえる[14]。つまり、教義を受容して信念とすることが、信者にはとても有効な意思決定の装置になるとみなせたのである。

　元信者に対する面接調査や教団の出版資料を基にして、その教義を分析すると、与えられた「自己ビリーフ」は、人は輪廻の中で起こしてきたと言われる邪悪な行いの蓄積を意味するカルマ（業）にまみれた者ではあるが、神通力（超能力）を身につけ解脱することによって救済され、絶対的な自由・歓喜・幸福の状態に至る可能性がある存在であるとした。この自己ビリーフが、他のビリーフ群と機能的に連携するネットワークとなっていた。

　「理想ビリーフ」は、個人としては解脱を果たした完璧な人格者となること、そして世界中の人々を教団の教義へと導き、教祖に帰依することで魂を救済し、仏教的な理念に沿った社会や国家を建設すること、であった。自己をこの理想実現へと結び付けるため、その実現のステップとして「目標ビリーフ」を与えた。この目標ビリーフによって信者は、最終的な解脱に到達する前状態を何段階にも分けて下位の目標を設定され、極めて厳しい修行に邁進させられた。し

かしその修行がいかに辛くて多くの者が体調を壊すほどであっても、各段階の達成には称号や地位が用意され、可視性が保たれていたため、耐えていたといえる。

　これらのビリーフ群の関係を論理的に説明し、現実的な実現可能性をアピールするのが「因果ビリーフ」である。具体的には、教団での修行と教祖の超人的で神秘的なパワーを注入されることによってカルマを落として魂の価値を高めるといった法則を示し、また人は必ず死ぬ存在であるが、教祖の神秘的なパワーを受け修行を積んだ信者は、より解脱に近い魂を持つ新たなる生命として輪廻転生するとした。このような仏教的世界観を最新の科学と結びつけ、信者には難しくてもそれらを矛盾なく説明する原理や法則が存在することを示した。さらに、教団は世界を支配する邪悪な陰謀を抱く組織に狙われており、攻撃や迫害を受けていて、この世はもうじき崩壊するといった終末思想から急いで解脱を果たさなくてはならないと信じさせたのである。

　そして現代人は、物質文明の豊かさにおいて"煩悩"にまみれ、堕落していると見なされ、その救済者であり、唯一無比のカリスマ的リーダーとして教祖を位置づけるという「権威ビリーフ」を与えた。教祖は超人である"最終解脱者"として崇拝され、人間、世界、歴史などのすべてを見通せるし、あらゆる超能力を身につけており、教祖からのパワーに依存することなく解脱することはできないと信じさせた。

　このようなオウム真理教についての分析は、カルトのマインド・コントロールにおいてかなり一般性があると思われる。西田[12]が教義を比較検討して示したように、他の宗教カルト以外にも、商業カルトや政治カルトにも該当する。また実際、いくつもの異なるカルト信者たちが、単にマインドコントロール現象を理解する目的で別の団体についてのマインド・コントロール論を読んでしまった結果、自集団にあてはまる点の多いことに気づき、自発的な脱会にいたったケースが何人も見られたのである。

3. カルトのアイデンティティ

　マインド・コントロールは、信者の日常の意思決定においてカルト信者になる前に用いていた装置による意思決定を放棄させ、代わりに新たに与えたビリーフ・システムを駆動させることによって実現する[11,12]。それでは一体、自己、理想、目標、因果、権威の新たな各ビリーフ群がスキーマ化し、相互に連結して駆動したとき、どのようなことになるのか。実は、以下に示すような心理をメンバー全体が一様に造り出して、個性の乏しい"カルトのアイデンティティ"

とでも言うべき実態が現れるのである。

　つまり、カルトに囚われた信者は、以下のような共通の心理を抱く状態になる[15]。まず、無力感である。信者は、自己の人生における自力では解決ができない問題を抱えている。カルト信者は、必死の宿命における生きる意味や使命、そして現実的に差し迫った地球や社会の崩壊の危機といった難題を抱えこんで深く悩み苦しまされる。信者らは、その状態から人々を救済できると説く教祖などのカリスマ的なリーダーに、条件として求められる自分のすべてを懸けて依存し、納得できない内容のいかに不合理な命令や指示に対しても服従する心理状態となる。

　また信者は、極めて居心地の良い魅力的な居場所としてそのカルトを認識する。彼らは、優越感にも似たような新たなアイデンティティを享受する。つまり、自己愛と、信じない人々への冷笑観を抱くようになる。もちろん、その集団に対して"カルト"といった否定的なイメージは抱かない。信者らは、自分たちこそは誠実で良心的であり、信者でない一般の人よりも正義感が強く高い見識者であるとの自負を抱く。そして、一般の人も救ってあげたいが、自分たちの教義を信じられない人ならば、救いがたい憐れな存在とみなす。すなわち、解脱や高い理想の実現や神の権威によって自我を膨張させ、自己やその所属する団体を、特別に優れた非凡な存在として自覚する傾向が現れる。一方、自分の所属する唯一無比のすばらしい団体の真実を知らなかったり、誤解したり、あるいは敵対したりする人々を愚かなる者として皮肉り冷笑さえするようになる。そして信者はカルトに献身的に隷属し、その目標達成ステージや組織での格付けが上がるごとに、さらに一般的には、カルトに長くいた信者ほど、自己愛の意識は膨張し、非信者との心理的距離は離れていく。その結果、信者らは、極端な独善主義者ともいえるほどの自己中心的思考を抱くようになり、すべての出来事を善か悪かといった二極思考で把握することに拘束されていく。その果てに、強く教義を信じるようになった者は、一般的な社会における規範の判断基準を放棄し、そのカルトで活動している途中では、団体以外の人々の意見を参照するとか脱会するなどの代替的な考えを抱くことはできなくなってしまうのである。

　カルト信者の次の心理的特徴は、疲労感と切迫感である。その理由は、救済の条件として常に多くの課題が与えられ、睡眠も慢性的に不足せざるをえないほど時間を惜しみ精一杯尽くすように急がされ、それに従わないことにはリーダーに認められず永久に目的成就できない状態に置かれるからである。信者に与えられる課題自体が、身体的に極めて厳しい修行や活動であって現実的な達成が不可能に近いものであったり、また食事の量や内容に厳しい制限を設けら

れて楽しんではいけないとか、教祖に対する愛情以外はすべて魂の救済を邪魔するものとして否定するなどといった感情や性動機の徹底的な抑制が要求されたりする。このように、常に課題で忙しく緊張させられているのに加えて、慢性的な栄養の枯渇状態にあったり、睡眠不足にあったり、心理的な快につながる感情や動機を抑制したりすることによって、信者たちは、強いストレス状態に置かれたままとなる。その結果、信者は多面的な視角から自己の状態やその状態の変化と方向性などを内省するといった思考力を低下させ、またそんな自省の思考をする余裕もなく、そのカルトの中だけで築かれている常識だけが社会的現実となってしまうのである。

　なおもうひとつの心理的特徴として、恐怖感がある。カルト信者は、団体の外部の人や組織から、謂われない迫害を受けているといった被害妄想的な思考を抱かされていることが多い。常にその攻撃は、"救済"という自集団の崇高なる目標やその果ての理想の実現をはばむものとして恐怖を抱かされる。よって、全ての信者はその攻撃者と戦って勝利しなくてはならないために、厳しい課題達成を目指した忍従を常に強いられる。このような課題達成の失敗への懸念から抱く恐怖感は集団によってかなりの差はあり、基本的に団体の規範や指示に従っている限りにおいては、日常的には特に感じていない場合もある。しかし、もしも信者がその団体に対して疑念を抱いたり規則から逸脱する行動をとってしまうことは、ただちに強烈な恐怖となって自らに制裁を与えたり、反省を促がしたりする源泉となる。特に、望ましい行動がとれないといった挫折感や団体への幻滅によって脱会したいと思うと、強い恐怖が喚起され、信者はそれを回避しようとして反射的に思考を停止するように条件づけられていることが多い。また、カルトは、信者の生活におけるあらゆる行動を善か悪かに分別し、辛くても頑張らないと務まらず、我慢しないと叱られ、身体的ないし心理的に厳しく罰せられるといった予測がまた恐怖感を喚起させることになり、従順な行動へと自己統制させていくのである。

4. 自己を封鎖するマインド・コントロールのシステム

　カルト信者は、以上のような心理状態にあって、一種の自己封鎖を仕組まれている。信者は自らの意思で考え自由意志で行動しているかのように見えさせられているために、当の本人は、仕組まれた"幻想の世界"の中に封鎖されていることに全く気づかないでいる。

　この構図を理解するために、ラオレッジ（Lalich, J.）[9]は、自ら信者として参加していた経験のある民主労働党という名の左翼系政治カルトと天国の扉寺

院を分析して、拘束された行動選択（bounded choice）という理論を提出した。以下に、その理論的な核を説明しながら、一般にカルト信者がどのような心理学的環境の構築された中に捕囚されているかを解説する。

このラオレッジ理論によれば、カルト信者は、1）カリスマ的権威、2）卓越したビリーフ・システム、3）支配システム、4）影響システム、で取り囲まれた自己封鎖システム（self sealing system）の中に閉じ込められている（図1）。

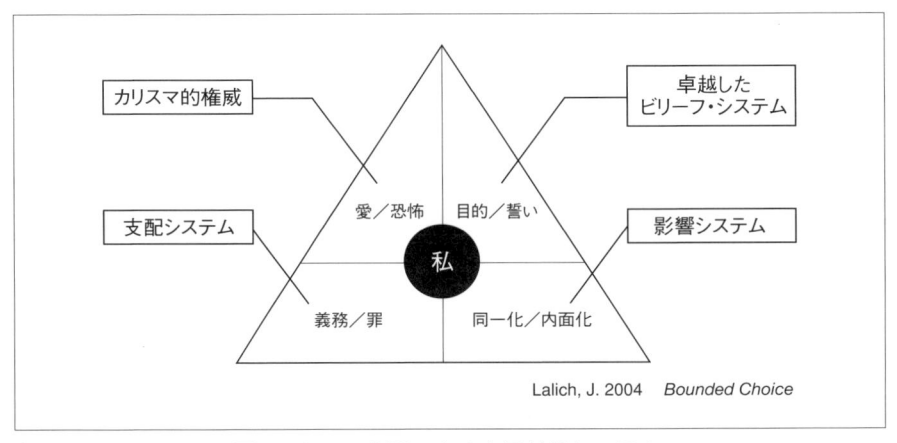

図1　カルト支配による自己封鎖システム

これら4次元構築の目的である。

まずカリスマ的権威は、リーダーシップを提供する役割を果たす。リーダーは、特権を持って命令を下し、そして信者全員の理想的人物像ないし神のような存在として、信者の憧れ、崇拝、畏敬の対象である。すなわちリーダーは、同一化すべき対象として位置づけられており、信者の一つ一つの目標に向けられた活動に合法性を与えている。つまり、ミルグラム（Milgram, S.）[16]のいうような権威への服従心理が築きあげられ、信者は権威者の完全な代理状態となって行動することが望ましいとされるのである。

2番目の次元は、卓越したビリーフ・システムである。このシステムの提供は、信者に独特の世界観を創り出す。そして信者は、ある道徳的規範に沿った人生の意味と目的を与えられることになる。その達成のために信者は、自ら自己変容をする過程に服することを必須とされる。つまりは、信者はこれまで以上に偉大な目標や向上的な救済へとつながるそのビリーフ・システムを内面化することが必然とされるである。

第3の次元は、支配システムである。これが信者を支配するための組織構造をつくりだす。つまり、規則、取り締まる規制、そして制裁を手段に用いて、信者の行動体系と倫理綱領が構築されるのである。これによって、歯向かう者や指示に従えない者は、監視の目によって探し出されて厳しく罰せられ、場合によっては命をも落とすといった脅迫が行われる。カルト集団においては、これらの事態を回避しようとして、他のメンバー行動に盲目的に追随するような過度な規範的同調[17]や、冷静な理には合致せず集団の機能不全ともいえるような思慮の浅い意思が決定されてしまう。つまり、集団浅慮（groupthink）のような集団病理的な現象が現れる[18]。

　そして最後の次元は、影響システムである。これは、信者生活の社会システムあるいは集団文化となって自己封鎖に作用する。それは、信者に望ましいと期待される生活のために制度化された集団規範や構築された行動綱領となる。このシステムは、同輩ないしリーダーの影響力や模範的な行動をモデリングするなどの様々な方法で成し遂げられ、望ましくは、集団に同調して、これまでの自己を非難してその集団に参加し、集団目標の達成に従事することが必要であると感じるようにさせる。つまり各信者は、リーダーや他の信者と完全な同一化を心理的に果たすように仕組まれるのである。

　これら4次元の閉鎖システムによって、信者の自己は、自発的な意思決定の活動を封鎖されて、当人の意識は自由の中にあっても拘束された行動選択を強制されているといえよう。図1に示したように、カルトに囚われた者は、卓越したビリーフ・システムが与えられて自己の人生の「目的」を知り、その実現に向けた「誓い」を立てる。同時にそのような素晴らしく魅力的な人生を提供してくれるカリスマ的権威を、心から崇拝し、「愛」する。とともに、その偉大さに逆らうことへの「恐怖」をも抱く。これらがマインド・コントロールの核となる支配システムにおいて、命令された課題を遂行する「義務」と、それに従えないときの「罪」の意識が与えられる。また信者は、卓越したビリーフ・システムを実現させた教祖などの最高のリーダーや自分よりも実現に向けて近い所にいる信者と完全な「同一化」を目指して、その卓越したビリーフ・システムを「内面化」するようにするのである。

Ⅲ. 自己を変容させる心理操作の手法

1. 洗脳とマインド・コントロール

　このようなカルト支配の構図はどのような手順で形成されるのか、その心理操作のメカニズムを検討する。一般的には、洗脳（brainwashing）とマインド・コントロールは同様に扱かわれることが多かった。実際は歴史的には、洗脳に始まる。それはソビエト、中国そして北朝鮮といった共産主義諸国が開発した捕虜や反体制論者の思想を強制的に変えるシステムであった。しかし、1970年代以降、アメリカや我が国で起きてきた破壊的なカルトの信者獲得と集団管理の手法は、洗脳と類似の要素が多く見出されはするものの、信者が拉致されるなどの身体的な強制はともなわず、いうなれば自分の足で歩いて集団に入り、留まってしまう点が異なっていた。この点をめぐって宗教社会学者らは、カルトの信者獲得や管理は、洗脳ではないしその影響力も疑問だと主張したが[19]、社会心理学的な説得コミュニケーションを巧妙に操れば、信者を作り上げることは可能であると考えられる。つまり、カルトの勧誘者は、身体的な強制をする代わりに承諾誘導ルール[20]を駆使し、団体の正体を隠したり偽ったりしてターゲットに近づき、ときにはトリックを用いた欺瞞と粉飾を何度も繰り返して使い、そしてグループダイナミクスを利用したプロパガンダ戦略[21]によって知らぬ間に思想を植え付けていく。このようにすれば、身体的な強制で起きるような脳の抵抗はなく、新しい環境に適応しようするだけなので、ビリーフの変容がスムーズに起きると生理学的に見ても妥当な説明が成り立つのである[22]。

2. マインド・コントロールの手順

　ターゲットに近づいたカルトの勧誘者は、次のような6手順で説得的なメッセージを送ってターゲットのビリーフ・システムを変容に導く。

（1）良好な対人関係を築き、温かな雰囲気を与える
　教化の場を築きあげるために、いろいろな勧誘方法がとられる。信頼関係にある者や魅力的な人物が接近してくることが基本であるが、①一貫性、②希少

性、③返報性、④権威性、⑤好意性、⑥社会的証明といった承諾誘導のルールが駆使されて、楽しい場所と素晴らしい仲間の獲得などをアピールする。また意図的な隠蔽や虚偽によって組織や活動についての都合の悪い情報はカムフラージュする。

(2) 解決困難な問題をターゲットにつきつけ、不安や恐怖を煽って依存心を高める

　教化する側は、罪意識、相対的な不幸感、孤独感、自己啓発、社会への不満、自信喪失感、将来への不安など、たまたまそのときに抱いていた個人の弱点を解決すべき問題点であるとしてつきつける。しかも今すぐにも解決しないと困ることになるという心理的圧力を加え、ファジーなまま問題を保留にするという英断をさせないようにしむける。この手法は、説得的コミュニケーション研究における恐怖アピールとしてよく知られている。

(3) 一見鮮やかに教義で解決して見せ、教義全体に魅力を感じさせる

　これまでの悩みが一気に解決する道筋を与えられて、不安や恐怖で動揺していた人は、心理的な飽和状態となる。つまり教化する側は、教義の全体を受容して信者になると利益を獲得できると説くのである。そのとき、すでに外部からの情報を遮断し入手しにくくしていて、矛盾点には気づかせないように配慮する。教義の全体は、先述したビリーフ・システムを提供することである。団体によっては、理想や目標に魅力を与えて、それを実現させる因果ビリーフを提供する段階に故意に留めておくかも知れない。

(4) 教義が卓越しているように見せかけて、以前からの確信を揺るがせる

　勧誘者は、この段階までに権威ビリーフを提供し、カリスマ的リーダーの特権とパワーを受け入れさせる。一般に人が抱いている知識の確信というのは、もともと現実感に支えられているために[12]、たとえば、自分で現実体験させること、表面上もっともらしい論理を与えること、権威ある人や満場一致のような数的優位の状況で説得することなどによって操作する。たとえばオウム真理教では、権威である教祖が神秘的なパワーの持ち主であることに現実感を持たせるために、βエンドルフィン、セロトニンなどの神経伝達物質の脳内変化を促して"臨死体験"にも似た状態をつくりだす極限的な修行をやらせたり、もっと直接的にはLSDやアンフェタミンを用いた効果[23]を"解脱"であると偽り欺いていたのである。

(5) 教義を実践させることで確信させる

この重要なポイントにおいて、破壊的カルトは、できるだけ強制させたという感覚を与えないように工夫する。たとえば単純化して言うと、「背後から歯が立たない強敵が迫っている。逃げ道は2本。右は行き止まり、左はきっと救われる」、こう言っておいて「さあ、急いで好きな道を行って下さい」と続ける。このようなトリッキーな方法で個人の"自発性"を仕立てあげる。勧誘された側はこの段階では悩みながらも選択すると、周囲から温かく迎えられ、もはや中途で止めることが困難になる。この現象は認知的不協和[24]である。その後、新参信者は、古参信者の活動をモデルにして真似ていくことで自己知覚現象が生まれ[25]、それによってカルト集団への自己カテゴリー化[26]が築かれていく。

(6) 退路を断って元の立場に戻れなくする

だんだんと集団活動に馴染んでくると、信者は本格的なコミットメントを求められる。そのために仕事や学校を辞めるように指示される。また、達成困難な課題やきついノルマの活動を強いたり、全財産やそれに近い多額の献金を求められたりする。さらには、住居を移させて信者だけで共同で住まわせたり、家族や知人とはバラバラに住まわせたりして、これまでの社会関係を一切なくさせていくのである。このようにして、信者が元々していた生活に再び戻ることは困難となり、認知的不協和による自己説得効果が作用して一層献身的な信者へと作り上げられていくのである。

IV. マインド・コントロールによる自己封鎖が解かれるとき

1. 自己封鎖が解ける状況

マインド・コントロールを受けるカルト信者は、ラオレッジ理論の説明するような自己封鎖された環境で、長期にわたって1）自由拘束、2）異性感情抑制、3）肉体疲労、4）外敵回避、5）賞と罰、6）切迫感といった心理操作を受け続ける。なお、オウム真理教のように、呪文、マントラや歌、詠唱のように繰り返されて音声から入力されるカルトの情報は、提供したビリーフ・システムを常に活性化させる働きがあり、つまりプライミングであり、代替的な思考

をはばむのに促進効果をもたらすと考えられる[27]。人はこのような状態に置かれ続けると、理性的な思考や直感的な情動よりも指示に服従するようになり、元々のビリーフ・システムは一切駆動しなくなって強固なマインド・コントロールが完成する。

このような自己封鎖状態から抜け出すことは簡単ではない。しかしながら、カルトから物理的かつ情報的に離れることができたならば、抜け出すことは不可能でない。そして、信者の元々のビリーフ・システムが駆動するように時間をかけて働きかけて反応できるようにすれば、自己封鎖は解けることになる。実際、カルト外部の情報を得たり、内部で説明のつかない決定的な矛盾や嘘を見つけたり、指示に従えずに逃亡したりしたときには、そういう事態が起きてくる。

2. 破壊的カルト脱会後の心理的苦悩

強いマインド・コントロールで支配されていた破壊的カルトのメンバーは、脱会した後にも心理的苦悩をかかえ、解離性障害と診断される状態を呈することもある。西田・黒田[28, 29]は、破壊的カルト脱会後の心理状態やカウンセリングの効果について検討を行っている。その研究では、統一協会とオウム真理教の元メンバー157名に質問紙調査が実施された。その結果、以下のような11の心理的苦悩が明らかとなった。

(1) 抑うつ・不安傾向

脱会するということは、アイデンティティ、理想や目標、善悪の基準、世界観や歴史観といった個人的に重要なビリーフを一気に失うことであり、自己存在の崩壊の危機であるといえる。よって、脱会後のメンバーは、入会以前の自己に再び焦点をあて、ビリーフ・システムを再構築しなければならなくなる。そのことが、抑うつや不安を高め、情緒的消耗感、無気力、孤独感、絶望感などを引き起こすと思われる。

(2) 自信喪失

教団はメンバーの行動を毎日の生活全般にわたって監督し、メンバーは自己を放棄して、何事も報告、連絡、相談して従順に指示に従うことを習慣としていた。こうしたコントロールが集団への依存を促進し、個人の自主的判断や決断力の障壁となっていた。本質的には正しく望ましい集団だと信じて入会したのに、それが誤りであることを確認する事態となったことが、脱会後、自己評

価を下げる結果となり、思考の混乱をもたらすと推測される。

(3) 自責・後悔
　脱会者には、反社会的な集団に関与したことへの罪悪感や、家族に与えた心労や心痛、知人や親類を強く薦めて入会させたことへの良心の呵責がある。また後悔は、集団への関与を深めるためには辞職や退学を望ましいことと判断して「将来の夢」をあきらめたり、多額の財産ならびに社会的支持者を失ってしまったりしたことを原因として生じる、と推測される。

(4) 社会化・親密化困難
　カルトのメンバーになるということは、それまで暮らしてきた社会を劣っている存在、望ましくない存在として否定し、あらゆる対人関係との決別を意味する。よって、再び元の社会集団のメンバーに戻るということは、否定的に評価していた異文化に再適応を迫られることを意味するために、社会常識に馴染めず、居心地の悪さを経験する。

(5) 家族関係の不和
　脱会者の家族は、脱会した当人の混乱した精神的状態を無視した言動や行動をとることがある。所属していた集団に再び戻ってしまうのではないかといった懸念がある。そのために、家族は不信感を抱いたり、見張ったり、「腫れ物に触るような」接し方をする。こうした対応が当人の精神的苦痛を高めてしまうことになる。また、入会以前から家族関係に問題を抱えていた場合も多く、その問題が再現されることになる。

(6) フローティング
　いわゆるフラッシュバックである。破壊的カルトのメンバー時のアイデンティティに突然戻ったり、変化したりすることである。教団において、長期に反復される詠唱、催眠やイメージ誘導、瞑想などの状況におかれていたため、何らかの関連する経験や言葉を聞いたりすると、その状態に反射的に戻ってしまう。

(7) 異性との接触恐怖
　破壊的カルトでは、異性との親密な関係を持つことに対して厳しい禁欲制度や罰則制度がしかれ、結婚や出産がリーダーによって決められている場合もある。教団に入る前にほとんど交際の経験がなかったことや、性的虐待が行われていたカルトの環境にいたことなども、原因になると思われる。

(8) 情緒不安定

これは、他の様々な心理的苦悩が関連して生じていると思われる。また加えて、彼らはメンバーであった時には、否定的な感情を抑圧するように求められており、そのことが、脱会した後に、対処しにくい様々な感情となって溢れ出すことになる。

(9) 心身症的傾向

脱会後の社会復帰過程は、上記のような直接的な側面のみならず、経済的側面も影響して、ストレスや不安を高め、心身症状の原因になると思われる。また、脱会過程それ自体が、ビリーフ・システムの崩壊を意味する極めて高いストレス事態であり、その影響が生じる結果ともみなされる。

(10) 隠匿傾向

脱会者は、破壊的カルトに所属していたことを知られると、そのカルトに対する他者の否定的評価が自分に向けられることを懸念する。また脱会者には、一般に他者は元メンバーを社会的に受容しないと認知しており、場合によっては、再就職に不利に作用すると認知している点が背景にあると思われる。

(11) 教団に対する怒り

メンバーであった時には、教団や教祖は絶対的に正しいという思考システムにあるため、怒りの感情が教団内部のメンバーやそのリーダーに向けられることはない。しかし脱会すると、所属していた集団の欺瞞や破壊性を知る。怒りの感情が、自己の現在の心理的問題や苦境を引き起こした原因を教団やそのリーダーに帰属することによって生じてくる、と推測される。

文　献

1) Zimbardo,P.G: Mind control: psychological reality or mindless rhetoric? President's column, November, American psychological association, 2002
2) Dole, A: Terrorists and cultists.（Staut, C. E. ed）, The psychology of terrorism, 3, Praeger Publisher, Westport, 2003
3) Stahelsky, A: Terrorists are made not born: Creating terrorists using social psychological conditioning. Cultic study review; 4（1）pp.1-40, 2005
4) 国末憲人: 自爆テロリストの正体. 新潮新書, 東京, 2005
5) 永田洋子: 十六の墓標. 渓流社, 東京, 1982
6) 植垣康博: 兵士たちの連合赤軍. 渓流社, 東京, 1984
7) Madigan, T: See no evil. The Summit group, 1993（浅川寿子（訳）狂信：ブラン

チ・ダビディアンの悲劇. 徳間書店, 東京, 1993)
8) 辻由美: カルト教団太陽寺院事件. みすず書房, 東京, 1998
9) Lalich, J: Bounded choice: The believers and charismatic cults. University of California Press, Berkley, 2004
10) Hassan, S: Combating cult mind control; Park Street Press, 1988（浅見定雄（訳）マインド・コントロールの恐怖, 恒友出版, 東京, 1993)
11) 西田公昭: マインド・コントロールとは何か, 紀伊国屋書店, 東京, 1995
12) 西田公昭:「信じるこころ」の科学：マインド・コントロールとビリーフ・システムの社会心理学, サイエンス社, 東京, 1998
13) 西田公昭: ビリーフの形成と変化の機制についての研究(3) ーカルト・マインド・コントロールにみるビリーフ・システム変容過程ー. 社会心理学研究; 9（2), pp.131-144, 1993
14) 西田公昭: オウム真理教信者被告人の心理についての法廷意見. JSCPR; 9, pp.35-43, 2005
15) 西田公昭: オウム真理教の犯罪行動についての社会心理学的分析. 社会心理学研究, 16（3), pp.170-183, 2001
16) Milgram, S: Obedience to authority: An experimental view; Harper & Row Publishes Inc, 1965（岸田秀（訳）服従の心理, 河出書房新社, 東京, 1980)
17) Asch, S. E: Effects of group pressure upon the modification and distortion of judgment. (Guetskow, H. ed), Group, leadership and men. Carnegie Press, New York, 1950
18) Wexler, M.N: Expanding groupthink explanations to the study of contemporary cults, Cultic studies journal; 12（1), pp.49-71: 1995
19) Anthony, D. & Robbins, T: Brainwashing and totalitarian influence, Encyclopedia of human behavior; 1, Academic Press, New York, 1994
20) Cialdini, R. B: Influence: Science and practice. Scott, Foresman and company, Glenview, 1988（社会行動研究会（編訳）影響力の武器 誠信書房, 東京, 1991)
21) Pratkanis, A. & Aronson, E: The Age of propaganda. Freeman, 1991
22) Taylor, K: Brainwashing: The science of thought control. Oxford University Press, 2004（佐藤敬（訳）洗脳の世界, 西村書店, 東京, 2006)
23) 高田明和: 脳内麻薬の真実ー感情を支配するホルモンとはー. PHP研究所, 京都, 1996
24) Festinger, L: A theory of cognitive dissonance. Stanford University Press, 1957（末永俊郎（監訳）1965 認知的不協和の理論, 東京, 誠信書房,)
25) Bem, D. J: Self-perception theory. In Berkowitz (ed.) Advances in experimental social psychology. 6, Academic Press, New York, 1972
26) Turner, J.C., et al: Rediscovering the social group: A self categorization theory. Basil Blackwell, 1987（蘭千壽他（訳）社会集団の再発見ー自己カテゴリー化理論

—, 誠信書房, 東京, 1995)
27) Srull, T. K. & Wyer, R. S: Category accessibility and social perception: Some implications for the study of person memory, and interpersonal judgments. Journal of personality and social psychology; 38, pp.841-856, 1980
28) 西田公昭・黒田文月: 破壊的カルト脱会後の心理的問題についての検討: 脱会後の経過期間およびカウンセリング効果.社会心理学研究; 18（3）, pp.192-203, 2003
29) 西田公昭・黒田文月: 破壊的カルトでの生活が脱会後のメンバーの心理的問題に及ぼす影響 心理学研究; 75（1）, pp. 9-15, 2004

第5章　いじめの集団病理

はじめに

　多くの報道や提言がなされてきたにもかかわらず、「いじめ（bullying, mobbing）」の問題は依然として深刻である。近年において顕著な傾向としては、いじめ自殺の増加による定義の変更、高校生のいじめの増加、「スクールカースト」の定着、いわゆる「学校裏サイト」などにおける「ネットいじめ」の増加、いじめ対応の厳罰化、といったものが挙げられる。
　しかし筆者のみるところ、これらの現象をもっていじめの本質的変化ととらえることはできない。むしろいじめの起こる構造そのものは、ほとんど旧態依然と考えることも可能である。
　本稿ではまず、近年におけるいじめ状況についての認識を整理し、最近の傾向や新たな研究について概観する。そのうえで背景にある「集団の精神病理」について詳しく検討し、病理への対策を提言する。

Ⅰ．いじめの集団力動

　いじめの集団力動を論じた議論はこれまで数多くある。
　深谷[1]は子ども集団がかつての素朴さを失い、いじめ技術の知識に関しては大人なみであって、かつ行動のコントロールにおいては未熟になりつつあるという傾向を指摘する。さらに「傍観者層」の増大が「いじめ」問題の現代的な変化の要因であるとする。
　滝川[2]は「いじめ」の構造的変質として、閉じた子ども集団の内部で起こること、階層構造と中心が曖昧化したこと、「いじめ―いじめられ」関係の流動化、いじめと遊びの境界の曖昧化などを挙げる。これは「いじめの主体」の不在と集団性から派生し、いじめをエスカレートさせる要因であるとする。
　「いじめ」が周囲にはみえにくいという点でも、諸家の見解はほぼ一致をみている。その理由としては、いじめられ体験が告げ口（チクリ）の禁止や被害者の自尊心によって語られにくいということがまず挙げられる[1,3]。
　同一集団内のいじめにおいて、被害者はしばしば「いじめられていない」と

いう態度すら強要される[4]。

中井[5]はいじめに「相互性」が欠けており、一方的な加害であることを強調する。中井によれば集団内で「いじめ」関係が成立する過程は3段階に分かれるという。すなわち被害者の「孤立化」「無力化」「透明化」であり、「透明化」に至って、いじめの存在は周囲から完全に隠蔽される。

「いじめる側」「いじめられる側」の要因分析は数多くあるが、ここでは触れない。ごくわずかな差異が被害者の有徴性として「いじめ」につながりやすいこと、加害者・被害者のいずれの側にも欲求不満やストレスが多いことなどは、多くの論者に共通する見解である。

このほか重要な視点として、いじめの「嗜癖」的側面がある。頼藤[6]は、「いじめられ」ているという意識の曖昧さや、いじめ被害者が加害者集団に依存しているかにみえる場合もあることを指摘し、それを被虐待児が虐待する母親にしがみつくことになぞらえる。また佐藤[7]はいじめの被害者-加害者間に「共依存的関係」があると指摘し、その嗜癖的な側面を強調する。被害者もまた、いじめ集団をしばしば必要としていること、いじめが際限なくエスカレートしがちであることは、それを嗜癖とみることで理解しやすくなる。

構造的視点からの議論では、森田ら[8,9]による「いじめの四層構造論」が重要である。これはいじめの起こっている学級集団を「加害者」「被害者」「観衆」「傍観者」の四層構造として理解しようという試みである。このうち「観衆」と「傍観者」の存在は、いじめを抑止したり助長したりする重要な要因とされる。森田らは学級集団がこのように四層化することで解体し、歯止めを失った状態に至るという。

II. 内藤朝雄によるIPS理論

内藤朝雄による「いじめの社会理論」は、近年のいじめをめぐる論議においては、画期的な達成のひとつである[10,11]。社会学の理論と精神分析の理論を架橋しつつ記述されるいじめの生態学は、単に学校内のいじめに限定されない「中間集団全体主義」の病理にメスを入れるものとして、今後繰り返し参照されるべき論点となるであろう。

ここでは内藤の『いじめの社会理論』[10]を中心に、本稿にとって重要な視点をかいつまんで紹介する。ただし、精神医学的なコンテクストでの受容を考慮

しながら、若干の批判と修正を加えておく。

内藤によるいじめの定義は「社会状況に構造的に埋め込まれたしかたで、かつ集合性の力を当事者が体験するようなしかたで、実効的に遂行された嗜虐的関与」というものである。

それゆえ内藤によれば、学校からいじめを根絶することは不可能である。それは、大人社会においてもいじめがありふれた現象であることからもわかる。集団の病理としてのいじめの発生は、集団の本質そのものにかかわる問題であり、それは風邪を根絶できないのと同じ意味で、なくすことはできない。それゆえ内藤の基本的な発想は、いじめという不可避な現象が起こりにくく、起きても抑止しやすい社会環境を、いかにして設計するかというものとなる。

内藤の議論は、まず「いじめ」をもたらす集団心理が、いかにして個人心理の集合から生じうるか、という点を検討することからはじまる。ここで内藤は、心理過程と社会過程とが相互に誘導しあうループをIPS（Intrapsychic-Interpersonal Spiral）と命名する。IPSとは、集団内部での現実感覚と秩序をもたらし、個人の行動を変容させるメカニズムに対する仮説的概念である。

「いじめ」タイプのIPSでは、〈祝祭〉と権力と倫理が、全能具現と利害という2つの軸の重なりにおいて相互に支えあい、独自の政治空間をもたらしている。〈祝祭〉（＝いじめ）がなければ権力は解体し、権力の支えなしには〈祝祭〉は遂行できない。つまり、いじめ型のコミュニケーションは、権力と倫理を支える〈祝祭〉として、再生産され続けなければならないのだ。

内藤によれば、多くの生徒たちは、漠然としたむかつき・いらだち・慢性的な空虚感といった〈欠如〉を抱えており、〈欠如〉を癒すべく全能体験が嗜癖的に求められる。ここで内藤は、ウィルフレッド・ビオンの理論を参照したとおぼしい「α-体験構造」（充足し世界に開かれた感覚）と「β-体験構造」（慢性的で底なしの空虚感）という個人心理モデルを提唱しているが、本論ではこの部分はあえて捨象する。集団の病理から遡行して個人の心理モデルにまで新しい仮説を導入してしまう煩雑さを回避するためである。

ここで、ごく簡単に言い換えておくなら、「α-体験構造」は「基本的信頼 basic trust」（E. H. Erikson）や「安全感 security」（H. S. Sullivan）、「基本的安全感 basic security」（K. Horney）に近い概念である。

また「β-体験構造」とは、境界性人格障害などの基本病理とされる「アンヘドニア」にきわめて近い概念である。認知や対象関係を不安定化し、激しい行動化をもたらす「アンヘドニア」は、いかなる行動化によっても癒されず、境界例独特の対人嗜癖をもたらす。この種のアンヘドニアがいじめ集団の基本的気分をなしている。

アンヘドニアを癒すべく希求されるのが「全能体験」である。全能体験のひながた（対人行動のシナリオ）には、いくつかのパターンがあるが、そこには他者の主体性を破壊する悲痛さの手応えと、他者の完全なコントロールという基本構造があるという。

加害者集団が被害者のコントロールによってアンヘドニアを癒す過程には、投影性同一視のメカニズムが深く関与する。それゆえ「ひながた」とは、投影性同一視によって全能体験を希求するための、いくつかの対象関係パターンを意味している。

こうした「ひながた」は、対人距離を調節しにくく、過度な密着を強いられる環境で活性化しやすい。これがいじめ集団における基礎的メカニズムとして内藤が提唱する「全能具現モデル」である。

内藤のいわゆる「全能体験」とは、「自分が無限の力に満ちて、何かのまとまりを取り戻したかのような錯覚」を指している[11]。これは擬装された安心感とも言うべき感覚であるが、内藤の用いる「全能」の言葉は、精神医学の文脈では幼児的万能感や躁的防衛などを連想させ、誤解を招きやすい。このため筆者は、以下あえてこの言葉をとらず、必要に応じて「擬似的安心」などと言い換えることにする。

集団的な「いじめ」は一種の〈祝祭〉であり、〈祝祭〉空間に生ずる倫理秩序は、その場の「ノリ」に準拠したものになる。「ノリ」は先述したIPSの作動を通じて、個人を内側からも支配する。こうした「ノリ」こそが、さしあたり個人の「擬似的安心」を保証してくれるためである。

それゆえこの空間では、ふだんはいじめと無縁な生徒までが嗜虐的な気分を喚起されてしまう。「ノリ」がもたらす秩序は、それをもたらす強者からいじめられる弱者に至るまでの生徒間の「身分」にも反映される。これは後述する「スクールカースト」と「キャラ」に通ずる視点である。

おそらくいじめ集団にあっては、加害者リーダーですら、自らの立場に安住できず、程度の差はあれ「ノリ」の秩序に自らを委ねるしかない現実を理解している。内藤はいじめの被害者が反抗した場合に加害者側が示す激しい怒りを、コフートの「自己愛憤怒」概念で説明しようと試みるが、筆者はむしろこの「怒り」に加害者側の不安の反映をみる。敵か味方かという二元論に支配された教室空間にあっては、味方であるはずの被害者が敵対行動をとることは、全体の秩序や加害者側の立場すらも揺るがしかねない危険な行動となる。ここで喚起される不安ゆえに、被害者への「弾圧」はいっそう嗜癖的に徹底されるのではないか。

教室を支配するアンヘドニアの正体は、自分の価値を、それ自体ははっきり

した根拠を持たない流動的な「ノリ」の秩序に委ねるしかないという現実がもたらしたものであろう。それゆえ、この空間でアンヘドニアを逃れようとするあらゆる努力は、「擬似的安心」を追求する嗜癖行動へと変換されてしまうのである。それは嗜癖であるがゆえに真の「満足」にも「安心」にもゆきつかず、歯止めがなければ被害者を破壊しつくすまで止まらない場合もある。いじめによる自殺や殺人といった悲劇の背景には、こうした集団的な嗜癖化のプロセスが存在すると考えられる。

内藤によれば、こうしたいじめタイプのIPSは、強制的な共同体化が普遍的にもたらす現象であるという。戦時中に「隣組」が組織された際には、それまで潜在していた妬みや悪意がはびこり「いじめ」が頻発した（「愛国心」という表のルールを、共同体内の裏ルールに転用すれば「非国民！」というレッテルとなる）。中国の文化大革命も同様の結果をもたらしたとされる。

内藤は「隣組」や会社組織のような「中間集団」に個人が隷属させられるような社会を「中間集団全体主義」と呼ぶ。その定義は「各人の人間存在が共同体を強いる集団や組織に全的に埋め込まれざるをえない強制傾向が、ある制度・政策的環境条件のもとで構造的に社会に繁茂している場合に、その社会を中間集団全体主義社会」と呼ぶ、というものである。いうまでもなく学校や教室は、こうした中間集団の1つであるとされ、これこそがいじめタイプのIPSを賦活するような社会的環境として作用するのである。

Ⅲ.「スクールカースト」とは何か

いじめの背景にある「集団の精神病理」を考える際に、このところ急速に普及しつつあるキーワードのひとつ「スクールカースト」ないし「学校カースト」にふれないわけにはゆかない。森口朗[12]は、いじめ対策を考える上では、スクールカーストの存在を無視できないと指摘している。

これは、主に中学・高校の生徒間におけるヒエラルキーを指す言葉である。言うまでもなくその由来は、インドの身分制度であるカースト制度である。小学校時代はそれほど顕著ではないが、思春期を迎えた中学以降は、こうした傾向が顕著になるとされる。

この階層は、どのように構成されるだろうか。

カースト上位者（1軍、あるいはAランク）の特徴としては、以下のような

ものがあるとされる。サッカーや野球など、運動能力が優れている。コミュニカティブで友人が多く、場の空気を支配し笑いがとれる。ファッションを含めて外見がすぐれており、異性関係が豊富で性体験もある。カースト下位の生徒を笑いものにしたり、嫌な仕事を押しつける力がある。

カースト下位者（3軍、あるいはCランク）についてはこの逆で、運動が不得手もしくは文化系であり、外見にあまり気をつかわず、異性関係が苦手な生徒が多いとされる。とりわけおたく系の趣味があることが知られると、その時点でカースト最下位はほとんど決定的になるという。

2軍、もしくはBランクについては、上位と下位の中間層であり、大多数の生徒はここに含まれるものと推定される。

カーストのカーストたるゆえんは、これらの階層がしばしば固定されがちであるということであり、階層間の交流は乏しいとされる。つまり、いったん下位のカーストに所属していると認定されれば、上位のカーストに移行することはほとんど不可能になるのである。こうしたカースト認定は、入学後1ヶ月程度で確定するとされており、この期間中、上位カーストに認定されるためのアピールや努力がなされる

下位カーストに所属するものが上位に移行する唯一のチャンスは、クラス替えや進学などのように、生徒集団が再編成される機会に限られる。これを称して「高校デビュー」「大学デビュー」などと言う。見方を変えれば、上位のものが下位に転落する可能性もあるわけで、そこではまさしく、熾烈な生存競争が展開されることになる。

Ⅳ.「コミュニケーション格差」の問題

スクールカーストの成り立ちから推測できることは、今の若者の対人評価が「コミュニケーション」偏重主義に陥っている可能性である。

筆者自身の経験からも言えることだが、かつての子供社会においては、必ずしもコミュニカティブではない子供にも、「勉強ができる」「絵が上手い」「文才がある」といった一芸に秀でる形で周囲から「一目置かれる」という受容があり得た。それゆえ寡黙な子供にも彼なりの居場所があった。

しかし現在の子供社会では、こうした才能による対人評価はほとんどかえりみられなくなりつつあるという。もちろんスポーツ関係の才能は、まだ「ない

よりはまし」という程度の価値はある。しかし、文化系の才能の価値切り下げは著しい。それも「才能があるのに顧みられない」のではなく、「才能があるとわかると軽蔑される」という事態になりつつある。

　これはフィクションの例だが、三並夏『平成マシンガンズ』には、いじめから不登校になった「相沢くん」のエピソードが紹介されている[13]。「相沢くん」はいじめられるというよりは「いじられキャラ」で、何かのついでに軽く殴られるなどしても抵抗せずにへらへらしているような男子だった。しかしある時、彼の作った俳句が地区の文集に入選してから、クラスの雰囲気が激変する。うっかりいじられキャラを乗り越えてしまった彼は、徹底的に無視されて不登校になってしまうのである。

　ここで繰り返されている「キャラ」問題については後述するが、この小説が発表当時15歳だった作家の日常のリアリティを反映しているならば、教室空間では「俳句の才能」といった文化系の才能が露呈することは、いじめのリスクを高めることになってしまう。これも若者に蔓延するコミュニケーション偏重主義からの帰結と考えることが可能である。

　筆者はかつて、ある広告代理店からの依頼で若者グループの聞き取り調査を試み、その経験からひとつの仮説を立てた。最近の若者には、大きく分けて2種類のモードがある。これを仮に「ひきこもり系」と「自分探し系」と分類する[14]。

　性格分類ではなくモード分類としたのは、この2つのモードを決定づけるのは、明らかに個人が置かれた対人環境いかんであるからだ。それゆえ2つのモードは容易に入れ替わり、あるいは部分的に融合することもある。

　「ひきこもり系」とは、読んで字の如く、非社会的モード全般を指している。この非社会性スペクトラムには、実際に自室にひきこもっている若者から、社会参加はしていても他人と交わるよりは自分の世界を追求しているほうが好きな若者までが含まれる。

　一方「自分探し系」とは、コミュニケーションが巧みで友人が多く、行動的で活発な若者のモードを指している。彼らは対人能力に優れ、スクールカーストでは上位集団に属することが多い。友人の数は百人単位と異常に多く、異性関係も活発である。われわれが一般にイメージする「元気な若者」は、こちらのモードに属している。彼らを「自分探し系」としたのは、親しい対人サークルから離れると、自己イメージが不安定になりやすいという彼らの特性による。

　思春期・青年期において「コミュニケーション能力」と「自己イメージ」は、しばしば逆相関の関係にあり、一方が高いほど一方が低くなる傾向を持つ。たとえば「ひきこもり系」の若者は、一般にコミュニケーションが苦手か、あま

り積極的ではないかわりに、比較的安定した自己イメージを持っていることが多い。一方「自分探し系」では、きわめてコミュニカティブであるかわりに、自己イメージが不安定になりがちである。

このふたつのモードが、コミュニケーション格差として、とりわけ中学から高校におけるスクールカーストと重なり合う。上位を占める「自分探し系」は、過剰にコミュニカティブであるがゆえに、容易に同質集団を形成し、クラスの中心的グループとして支配的に振る舞う。「ひきこもり系」は同質集団としての凝集力が弱く孤立しがちであり、クラスの中でも周縁的で浮いた存在になりやすい。スクールカーストの中にあっては、彼らの存在は無視されるか、コミュニケーションのネタとしての価値しかない。

V.「キャラ」とはなにか

スクールカーストは、単なる階層関係ではない。カーストを構成するのは、各メンバーに割り振られた「キャラ」である。

「キャラ」とは後述するように、ある種のコミュニケーション・モードがたたみ込まれた擬似人格である。精神医学的には、解離性同一性障害の交代人格を思い浮かべれば理解しやすいであろう。彼らは甘えたい時には幼児の交代人格を、攻撃性を発揮したいときは乱暴者の交代人格を出す。

「キャラ」とは言わば、関係性のひながたである。それぞれの交代人格はしばしば類型的で深みがなく、内省能力も不十分であることが多い。その意味で交代人格は、「本来の人格」に準ずる仮想的な存在と考えることもできる。以上の属性は、ことごとく「キャラ」にもあてはまる。

コミュニケーション格差がもたらすスクールカーストは、こうした「キャラ」の生態系でもある。教室という物理的空間の中で、生徒たちはさまざまな「キャラ」を演じわけることが期待される。多様な「キャラ」の生成は、一種の自生的秩序として発展していくが、一度こうした秩序が成立してしまうと、いくつかのルールも同時に共有されることになる。

たとえば「キャラがかぶる」こと（1つの集団に似たようなキャラが2人以上存在すること）や、「キャラをはみだす」ような事態はタブーであり、これに違反すること自体がいじめの原因になってしまう。

先に引用した三並夏『平成マシンガンズ』では、主人公の朋美が、親しくし

ていたグループの仲間から、いきなりハブられる（無視される）。自分の家庭の知られたくない事情を尋ねられ、普段から演じていた「地味っ子」キャラとは違うリアクションを返してしまった事が原因である。

目には見えないスクールカーストが厳然と支配する教室空間では、みずからに割り振られた「キャラ」を、徹底して演じきらなければならない。これは従来のいじめ論では、あまり触れられてこなかった部分である。

それゆえ、最近の「いじめ」をモチーフとする小説では、ほぼきまって「キャラ」の問題が扱われることになる。白岩玄の小説『野ブタ。をプロデュース』においても、「いかにしてキャラを立てるか」は中心テーマである[15]。

主人公である桐谷修二は、誰からも冷めた距離を取りながら、スクールカースト最上位の人気者キャラを維持しようと日々努力する高校生である。桐谷はふとしたことから典型的ないじめられキャラの転校生、野ブタこと小谷信太と関わりを持ち、気まぐれな思いつきで野ブタを人気者に仕立て上げようと画策する。目論見は当たって野ブタは人気者になり、いじめられキャラから愛される「いじられキャラ」へと昇格する。しかし、策士策に溺れるの諺通り、桐谷はみずからのキャラ操作に失敗し、スクールカーストを転落していく。

現役高校生がケータイで書いた小説として話題になった木堂椎『りはめより100倍恐ろしい』もまた「キャラ」をめぐる物語である[16]。タイトルは「いじり」は「いじめ」よりもずっと悲惨である、というほどの意味だが、その点は今は措こう。

中学時代、ずっと「いじられキャラ」で苦労してきた「俺」は、平和で楽しい高校生活をめざして、自身のキャラを作り込もうと努力を重ねる。そんな「俺」の日常は、水面下での絶え間ない気配りと戦略の連続だ。みずからと相手のキャラを認識し、キャラ同士のバランスをも意識し、キャラがかぶったり自分のキャラからはみ出したりしないように、細心の注意を払わなければならない。彼はその戦略の1つとして、同級生の1人を窮地に陥れることで、首尾良く「いじられキャラ」に仕立て上げるが、結局はその戦略が彼の「命取り」になってしまう。

ここに例として示したものはいずれもフィクションであるが、ネット上にはこうしたスクールカーストとキャラの関係性に関する生々しい体験談が無数に存在する。ネットいじめを取材した荻上によれば、カースト内部におけるキャラの割り当ては、ほとんど強制的になされるという[17]。

このようなキャラ化への圧力を助長するのが、ケータイをはじめとするネットカルチャーである。現在、小学生の約3割、中学生の約6割、高校生の約9割が携帯電話を所有している。その多くは携帯電話のメールやサイト閲覧機能

を利用している。加えて小学生の約6割、中高生の約7割が、パソコンによってインターネットを利用した経験を持っている[17]。

　これらのメディアは、現実の人間関係を「上書き」するような機能を持っている。日常で親密な相手とはメールのやり取りも頻繁になり、日常のいじめ関係は、ネット上にもそのまま反映されやすい。ネット空間といえば匿名の、あるいは不特定多数の相手との関係性がすぐに連想されがちであるが、ケータイはむしろ、日常のコミュニケーションの敷居を下げたり、あるいは多重化したりするような位置にある。

　この10年間ほどで、携帯電話やインターネットをはじめとするコミュニケーション・ネットワークは、飛躍的な進化と普及を遂げた。その影響がもっとも顕著に表れたのは、人々のコミュニケーションのありようであった。その結果、社会全体がコミュニケーション偏重主義に傾き、そうした動向は当然のことながら、子供社会にも大きな影響を及ぼした。

　そうした中で人々のコミュニケーションの様相も、大幅に変化した。現代のコミュニケーションスキルにおいて、一般に好ましいと思われている属性は以下の通りである。すなわち、対象の多様さ、やりとりの円滑さと頻繁さ、メッセージの軽さ、反応の即時性、キャラの明確さ、などである。

　筆者は、こうした「キャラ化」の風潮が、ここに述べたようなコミュニケーションの様相的変化に必然的に伴って生じたものと考えている。

　「キャラ化」のメリットとして最大のものは、コミュニケーションの円滑化である。自分のキャラと相手のキャラがわかれば、力関係もコミュニケーションのモードも自動的に定まってくる。キャラというコードの便利なところは、もとの性格が複雑だろうと単純だろうと、一様にキャラという枠組みに引き寄せてしまう力がある点である。

　その意味では、「キャラ」とは一種のメディアである。M.マクルーハンによる「メディア＝メッセージ」の定式化が示す通り、キャラはメッセージを伝えるための媒体であるのみならず、しばしばメッセージそのものとなる。どういうことだろうか。

　生徒間のやりとりは、しばしば互いのキャラの相互確認という行為に終始することがある。ここではキャラそのものがメッセージとなっている。こうしたキャラの再帰的確認行為は、それ自体が親密なコミュニケーションを営んでいるかのような感覚をもたらしてくれる。キャラの相互確認という冗長度の高いコミュニケーションは、その意味で「毛づくろい」的なものであり、関係性の文脈を再生産するものと考えられる。まさにこのタイプのコミュニケーションこそが、教室の「空気」や「ノリ」をもたらすのである。

以上みてきたように「ノリ」、「キャラ」、「カースト」の循環的関係こそが、教室という中間集団をいっそう閉塞させ、アンヘドニアをもたらしていると考えられる。こうした気分がいじめタイプのIPSを賦活することは、内藤理論の示す通りである。そうであるなら、こうした閉塞的循環を抑止することが、いじめ防止につながることは論を俟たない。

VI. 病理への対応策

　内藤は、いじめ解決の短期的な処方箋として、(1) 暴力的いじめに対する司法の介入と、(2) コミュニケーション操作系いじめに対する学級制度の廃止を提唱する[10]。
　このうち (1) の有効性はすでに実証済みである。いじめの集団病理は、その閉鎖性によって維持されているが、司法のような第三者からの強力な介入がなされることで病理性はあっさりと解消する。司法的介入は同じ意味で、家庭内暴力やDVなどの現場でも有効である。
　問題は (2) である。確かにノリ―キャラ―カーストの閉鎖的循環を解消するには、内藤の提案するように、学級制度を廃止して流動性を高めるというやり方もそれなりに有効ではあるだろう。しかし残念ながら、この方策は現時点では、かなり非現実的なユートピア政策の域にとどまるほかはないように思われる。
　学級制については、その閉鎖性というデメリットを勘案しても、生徒の管理と教育の効率性というメリットのほうをとらざるを得ないのが実情であろう。加えて教師と生徒の親密な関係性を重視し、教師に生徒一人一人の状態を常に把握しておいてもらいたいというニーズは社会的にもきわめて強い。
　この点については、内藤理論を支持する森口朗も、「共同体意識の涵養」と「いじめ免疫の獲得」という視点から、学級制度の廃止には異を唱えている[12]。これに代わる森口の提言はかなり現実的なものであり、望ましい学校のありようとしては、教師の側のいじめ予防努力と、教師の目を盗んで起こるいじめのせめぎあいを通して、「規範の内面化」と「いじめ免疫の獲得」が同時進行する場としている。具体的対策としては、さきほどの司法の介入に加え、加害者に対する出席停止や強制転校などを含む強力な介入が推奨されている。
　ここで森口の指摘する「いじめ免疫の獲得」という視点は重要である。内藤

自身も認める通り、あらゆる人間集団からいじめを根絶することは不可能である。だとすれば、学校空間からいじめを一掃してしまうことは（それが可能であるとして）、個人がいじめ型の対人関係に対処するスキルをはぐくむ機会を奪ってしまうことになりかねない。これでは学校を卒業した青年が社会に出て、職場で陰湿ないじめにあった場合などに、適切に対処することができなくなってしまう。その意味からも、学級において小さないじめを経験することの意義を森口は指摘する。

しかし森口の提言は、コミュニケーション操作系いじめに対しては転校を容認するといったものにとどまり、対策としてはやや狭い印象もある。

筆者は学級制を廃止せずに生徒間交流の流動性を高め、いじめのリスクを減らすことが可能であると考えている。最後にこの点を指摘しておきたい。

内藤が指摘する通り、いじめの集団心理とは、教室という特殊な環境への集団適応を強要されたストレスがもたらす、きわめて特殊な心理状態である。だとすれば、環境の設計を変えることで、いじめが起きる確率を低くすることも十分に可能であるはずだ。

筆者が現在主宰しているデイケアグループでは、同質集団（仲良しグループ）の発生を防ぐために、簡単な工夫を取り入れている。デイケア活動の最後に数人の班に分かれてミーティングを行うのだが、この班分けを、毎回トランプのカードをシャッフルして決めるのである。班のメンバーはその都度ランダムに決まるので、メンバー相互の接点が流動的になり、同質集団ができにくくなるか、できたとしても排他的なものになりにくくなる。

この手法の有効性は、次のように説明できる。排他的な同質集団は、既成のグループ間、ないしカースト間での交流が乏しいことによって維持されていく。メンバー間の交流を促進することは、「自然状態」では接点がほとんどないはずのメンバー間の交流を促し、そのことが直接に同質集団への凝集度を緩やかにする。また同時に、「同質集団をなくしたい」というスタッフ側の意向が理解されることで、そうした可能性を低く抑える働きもある。

この手法の応用としては、学級内で班わけをする際に、同様の手法で行うことがまず考えられる。定期的に班のメンバーを組み替え、その編制に際しては生徒個人の要望は考慮しない。「好きな者同士」というグループ編成をする場合は、記名投票の形にして、スクールカーストの存在（どこの班にも入れない生徒の存在など）が可視化されないように配慮する必要があるだろう。いずれにせよ、班編成は、可能な限りランダムに行う必要がある。これは生徒からの「フェアではない」という批判を防ぐためである。

スクールカーストの一部は、「たまたま席が隣同士だった」といった偶有性

によって成立してしまう程度に根拠が薄弱なものである。もしそうだとすれば、席順を固定しないことも、カーストをあまり固いものにしないためには有効であるだろう。

　主としてコミュニケーション操作系のいじめに対しては、こうした形での流動性の導入が、ノリーキャラーカーストの閉鎖的循環を抑止するうえで有効であろう。

　ただし、いずれの方針を取るにしても重要なことは、少なくとも指導する側はいじめ被害が発生することを許さないという毅然とした姿勢を公私ともに維持することであろう。教師と生徒の間に派生する「転移関係」もまた、「規範の内在化」を通じていじめを抑止するうえではきわめて重要な意味を持つ。集団病理のメカニズムを踏まえたうえで、柔軟かつ毅然とした対応策が学校現場に浸透していくことを期待したい。

文　献

1) 深谷和子:「いじめ世界」の子どもたち. 金子書房, 東京, 1996
2) 滝川一廣:いじめ考―社会変化の地図のなかで. こころの科学 70: 26-30, 1996
3) 有村久春:いじめ発見の困難性と背景.学校教育相談の理論・実践事例集　いじめの解明　Ⅱ-3-(1), 第一法規出版, 東京, 1997
4) 嶋崎政男:いじめの実態と態様. 学校教育相談の理論・実践事例集　いじめの解明　Ⅱ-1-(2), 第一法規出版, 東京, 1997
5) 中井久夫:いじめの政治学. アリアドネからの糸, pp.2-23, みすず書房, 東京, 1997
6) 頼藤和寛:いじめスペクトラムと現代っ子―いじめ下手といじめられ下手. こころの科学 70: 36-40, 1996
7) 佐藤伸一:いじめ・いじめられ体験と非行. 犯罪心理学研究 35(1): 23-35, 1997
8) 森田洋司, 清永賢二:いじめの四層構造論. 現代のエスプリ, 深谷和子(編) 228, いじめ―学校と家庭のはざまで, pp.57-67, 至文堂, 1986
9) 森田洋司, 清永賢二:いじめ:教室の病(新訂版). 金子書房, 東京, 1994
10) 内藤朝雄:いじめの社会理論. 柏書房, 東京, 2001
11) 内藤朝雄:〈いじめ学〉の時代. 柏書房, 東京, 2007
12) 森口朗:いじめの構造. 新潮選書, 東京, 2008
13) 三並夏:平成マシンガンズ. 河出書房新社, 東京, 2005
14) 斎藤環:若者のすべて. PHPエディターズグループ, 東京, 2001
15) 白岩玄:野ブタ。をプロデュース. 河出書房新社, 東京, 2004
16) 木堂椎:りはめより100倍恐ろしい. 角川書店, 東京, 2006
17) 荻上チキ:ネットいじめ. PHP新書, 東京, 2008

第6章　集団ヒステリーについて

はじめに

　筆者が中学校を卒業した後の若干年の間に、かつての同級生の中の数名が次々と自殺するという事態が生じた。このような折に、学年のリーダー的存在であり、共に同じ高校に進学していた同級生が著しく動揺していたこととも相俟って、筆者自身も言葉に表現しようのない異様な雰囲気に襲われた。今にして思えば、15歳を過ぎた我々は少なくとも「社会病理現象的感応」(柏瀬[3])の入り口に直面していたものと考えられる。しかしながら、年月を経るに従って、この異変が同級生の間で話題になることも無くなっていった。

　約10年後の昭和40年6月30日、精神科医となって2年目の筆者は、発作的に「胸内苦悶」や「四肢の硬直」を繰り返す15歳の紡績工場に勤務する少女の主治医となった。そして、それと同時に彼女の勤務する工場やその寮内で10名を上回る少女たちが同様な発作を繰り返しており、その影響は男性の従業員にまで及んでいることをも聞き及んだ。さらにこれに引き続いて、若干の別の紡績工場においても同様の事態が繰り返されていることが判明した[17]。その後、折に触れて報道機関や同僚の話から、「集団ヒステリー」を考えさせる事例を耳にすることはあったが、筆者が直接係わることはなかった。ところが、約4半世紀後に主として「解離症状」を繰り返す女子中学生を受け持つことになり、この折に彼女の一卵性の同胞がより重度の発作を繰り返して、筆者の同僚の1人がその治療に携わっていることも判明した（この姉妹に関しては、紙面の関係で省略する。ただ、彼女たちの性格、発病状況、症状、経過などの相違から、「一卵性双生児の疾患の一致例」ではなく、「感応に因るもの」と判断された[18]）。そして、この症例の観察やその際に目にした文献を通して、「思春期の少女たちに生じた集団ヒステリー発作」に関して、それ以前には見過ごしていた視点が存していたことに改めて気づかされた。

　以下に輪郭が比較的明確であった「紡績工場」の2例を提示して改めて考察を行い、本邦における従来の報告例にも触れながら、最近の発表についても言及したい。

Ⅰ．紡績工場

1．紡績工場、その1

　前述した少女Eに付き添って来院した寮母の話によれば、「寮には150人ほどの女子工員が、一室に6～7人の単位で生活しており、寮母は1人しかいない」、「15～20歳の年齢層が圧倒的に多く、その中の殆んどが岐阜県内の山村出身者で占められている」、「以前から時々、特に同室者たちの間で虫垂炎様の症状などを訴える者が集団的に発生したことがある」、「今回は発作を来たす者が次々と伝染していくような感じで、雪ダルマ式に拡がって行く。発作を目撃させないように注意を払い、ある者には入院させるという手段も取ったが、防ぎようがない」とのことであった。
　以下に発作を来たした各自の経過について呈示することとする。

【A】入社3年目。中学時代から発作があり、「発作が起こりそうな日は自分でわかる」と言って、そのような日には欠勤していた。Z病院（一般病院）へも通院していた。発作時には、胸内苦悶を訴え、眼球を吊り上げ、四肢を硬直させて倒れ、10～20分持続する。

【B】18歳。例外的に近隣の都市部出身者。一見弱々しく見え自律神経症状の訴えも多かったが、反面では男性的な服装をしていて行動も派手であった。このような彼女の態度に魅せられる者が多く、また彼女をめぐって同僚間で葛藤も生じていた。例えば、彼女は同室のCを可愛がっていたが、その後Cとは別室となり、やがて同室のDを可愛がるようになり、3人の間で葛藤が生じていた。
　彼女は姉御肌のところがあり、気に入った同僚などに高価な贈り物をしたりして、経済的にしばしば窮乏していた。このような折には「実家の生活が苦しいので、それを援助するため」などと偽って、会社から借金をして急場を凌いでいたが、これが相当な額に達しており、会社側が問い合わせたところ、実家には納めていなかったことが発覚した。
　なお、ロールシャッハ・テストの概要は以下の如くである。
　「豊かな総合力のある知的活動が出来るが、物事を客観的に把握する能力に

欠けており、競争心が強く、野心的で対人関係面で緊張感が強い」、「情緒的統制の欠如が認められ、洞察力、理解力が乏しく衝動性、爆発性が見られる」

5月の慰安旅行の帰途にバスに酔ったような状態となり、胸内苦悶を訴え、四肢に硬直を来たして倒れた。口の周辺も麻痺して、ものを言うことも出来なかった（彼女はそれ以前にAの発作を目撃していたことがあった）。旅行後にも同様の発作を繰り返して、Z病院（前述）へ1か月余入院し、その後出勤することなく退社している。

【C】入社2年目。Bに非常に可愛がられ、Bに対して献身的な態度を取っていた。バス旅行中にBと殆ど同時に同型の発作を来たして倒れ、その後も発作を繰り返した。Bの退社を知った折には「私も辞める」と言って泣いたが、その後発作は消失している。

【D】入社2年目。同室となったBに非常に可愛がられ、Cとの間に葛藤を生じた。バス旅行中に、Cと同様に、Bの発作に巻き込まれるように「バスに酔った」と言って四肢に硬直を来たして倒れた。その後も発作を繰り返し、実家へ戻り間もなく退社している。

【E】入社1年目。部屋替えがあって明るい中心人物と別れてから、ションボリとするようになった。また、ある同室者を「臭いから」と言って嫌悪するようになった。この頃から頭痛や腹痛を訴えて、ふらつくことがあった。四肢が硬直することもあって、Z病院へ通院していた。

5月13日の慰安旅行には、周囲の強い反対を押し切って参加した。帰途のバスの中でBその他が倒れて、周囲の者が不安な状態を示した折に発作を来たして倒れた。その後も発作を繰り返すようになって、b（後述）、B、Cらと殆ど同時期にZ病院へ入院した。入院後にはBと親しくなって、Bについて以下のように述べている。

「私が淋しそうにしていたら、話しかけて来てくれた。励ましてくれるし、よく面倒も見てくれる。優しいところも厳しいところもある。ハキハキしていて、歌も上手い。姉のような気がする」

6月3日に退院して一旦実家に帰っていたが、職場に戻ると発作を繰り返すようになった。6月末に、寮母に付き添われて岐阜大学病院神経精神科に来院していたが、待合室で発作的に胸内苦悶を来たし、眼球を上方へ吊り上げ、四肢を硬直させた。診察時には問診には殆ど応じず、20分ほど後に発作は軽快したが、その後も姿態は不自然な緊張を保っていた。第2次性徴の発育の遅れも認められた。

Eは入院後に人格的な未熟さが目立ち、自己中心的で情緒的にも不安定であった。問診にもあまり応じず、ただ無闇に退院を要求する場合が多かった。当

時、Yという20代の転換症状の発作を繰り返す女性患者が入院していたが、やがてEとYは相互に非常に親密となった。EはYに対して依存的態度を取るようになり、Yが発作を来たすのを目撃していると彼女も発作を来たした。Yの身体症状もEに影響を与えた。ただし、Yの発作は演技がかっていて、四肢の硬直などを欠いていたが、Eの発作型は入院当時と同型であった。

　入院期間を通じて、Eは些細な刺激で発作を来たした。例えば、僅かな苦痛が伴うような検査中に発作を来たし、実家への外泊中にも妹に驚かされたり、自動車のクラクションに驚いたりして倒れている。10月には職場の寮へ外泊したが、殆んど勤務せず、2日後には精神運動興奮状態を呈して帰院し、この状態は4日後に催眠療法を施すまで持続した。11月には郷里近くの精神科の病院へ転院した。同病院では目立つ存在ではなかったが、岐大病院入院中に面識のあったX医師に会った際に発作を来たし、その後も同医師の前で演技的な行為を示すことがあった。

　翌年3月に退院し、一応健康な状態であったようである。その後、観光地の飲食店に住み込んで働いていたが、退院後1年を経た頃に紡績工場に戻っている。人格的な未熟さは認められるようであるが、発作は消失しており、再入社以来殆んど無欠勤の状態にあった。

【F】関節リウマチのため自宅で療養した後に復職したが、怠けがちであった。叱られた後に泣きながら階段を昇って行った。その時、CがDとの問題を訴えて「手が痺れてくる」と言って、激しい息づかいをしたのを目撃して同じ様になった。その後も仕事に出たくない時や、人が相手にしてくれない時などに発作を生じている。精神発達遅滞があった。

【a】3月末に他の会社に勤務していた妹を手許に引き寄せてから、よく倒れるようになった。その後も、仲良くしていたbが他の者と仲良くしていたり、片思いの対象であった男性が他の女性と歩いているのを目撃したりした時にも発作を来たした。発作型はAとほぼ同型であり、最盛期には1日に数回の発作を生じた。

【b】友人のaとの間の葛藤によって発作を繰り返すようになった。発作型はaと同型であった。部屋替えによってaと別室になってから発作は消失している。

【c】問題点は認められなかったが、3回ほど発作を来たした。aおよびbと同室であり、彼女たちの発作を何回も目撃していたということはあった。

【d】入社3年目。小心で神経質であった。依頼心が強く、度々黙って実家へ帰ってしまうことがあった。発作が多発している時期に発作を生じるようになり、その後も繰り返していた。しばらく後に退社して、実家へ戻っている。

Aおよびaは以前より発作を繰り返していたが、この2人の間の経緯は不明である。bはaとの結びつきが強く、このためにaの発作に感応されたものと考えられる。aとBとの間の個人的な経緯は不明であるが、少なくともBは以前にaの発作を目撃している。それ故、従来から自律神経症状を訴えることが多かった彼女が、経済的な行き詰まりや虚言の発覚などによる内的葛藤を抱え込んでいたことに加えて、身体的不快を伴うバス酔いの状態に陥ったということは、退行した状態へと感応して行く傾斜に一層拍車を駆られたものと判断される。彼女の激しい発作を「バスの中という限られた場所」で目撃した途端に、彼女の追従者であったCとDとが巻き込まれたことは必然であろうし、この旅行以前から身体症状を訴えて、四肢の硬直さえも来たすことがあって、周囲の反対を押し切ってこれに参加していたEがこの状況から逃れることは不可能であったことも想像に難くない。

　知的水準が低く、退行した状態に陥り易い上に泣きながら階段を昇って来たFは、過呼吸の状態にあってCの発作に容易に感応されたものと考えられる。dは誰の発作に感応されたかは明確ではないが、性格的な脆弱性も相俟って、普段から特に問題となるべき点が認められなかったcや男性従業員さえも巻き込まれたこのパニックの状況に耐え切ることは不可能であったものと考えられる。

2. 紡績工場、その2

　この紡績工場は東海地方の中都市にあり、従業員は900人ほどである。その中の850人ほどが女子寮の15畳の部屋に8人ほどの単位で寄宿している。

　会社側の話によると「毎年集団就職によって従業員を集めているが、6～7月頃になると発作的に倒れる者の数が増加して、集団的と言えるほどまでに拡大することがある。そして、その中の大半は、その年の就職者で占められている」、「この時期になると、工場内は非常に高温となり、冷房装置を使用してはいるものの、蒸し暑くて不快な状態となる」ということである。

　この紡績工場において昭和41年7月20日に集団食中毒が発生し、その中の数名が市内のW病院へ入院したが、8月3日に入院中の4人が殆んど同時に発作を来たした。

【G】福島県出身。中学時代から頭痛、嘔気、眩暈などを来たすことがあった。入社後に夜間に時々四肢の硬直を来たし、また虚ろになっている様子を示すこ

ともあった。入院後、頻繁に発作を来たすようになり、わけの解らないことを口走るようになった。
【H】北海道出身。Gの看病をしているうちに発作を来たした。その後、以下のように述べている。
「Gとは別室であったが、親しくしていた。入院後、淋しくて耐えられなかった。Gが『キャー』という声を出してもの凄く暴れるので、皆で彼女を抑えていた。昨日（3日）、入院している仲間が喧嘩して、自分も巻き添えをくってカァーとなっていた」
発作時の体験については「胃が痛くて手足が痺れて動けなかった。もの凄く線香臭かったので、お寺へ運ばれたと思った。綺麗な人が出てきて、胃の痛みは治り、その人が見えなくなるとまた痛くなった。暗くなったり、明るくなったり……キャーという声は聞こえるけど、起きようとしても、起きれなかった」と語っている。
【I】秋田県出身。食中毒とは関係なく、四肢の筋肉が緊張するためW病院へ入院していた。3日には頭痛、胸内苦悶を訴え、四肢の硬直を来たした。
発作時の体験について「頭が痛くて昼頃より寝ていた。Gが急に変になったので、見ていたら胸が苦しくなった。Gがキャーと叫んだら私に乗り移ってきたみたい……Gのことはそれほど知らなかったが、昨日は発作をじかに見て、『Gが死んでしまうのではないか』と思った。手足が棒のように突っ張ってしまい、どうしても動けなかった」と述べている。
【J】北九州市出身。四肢の硬直を来たして倒れ、その後以下のように述べている。
「同僚3人が発作を来たす2〜3日以前に、頭痛のために注射され手が痺れた。湿布して治ったが、その後で頭がファーとした」、「3日にGが『キャー』と声を出して痙攣した。Hが看病していたが、間もなくハアハア言い出し、自分も息苦しくなり、手が痺れた。そうしたらGが『キャー』と叫んで暴れ出した。病院でGが変な声を出したため皆に伝染した」

以上に記載してきたように、食中毒のために入院していた同僚4名が、殆んど同時に倒れたのであるが、その伝染し拡大していった経過を纏めると以下の如くである。
Hは入院後、強度の孤独感に悩まされていた。このような状況において、以前から比較的親しくしていたGとより親密度を増していったことは想像に難くない。Gは当時すでに発作を繰り返しており、HはGの発作を目撃しているのみならず、彼女の看病さえ行っている。かくするうちに、HはGの激しい興奮

状態と入院中の同僚の間での諍いに巻き込まれて興奮し、発作を来たすに至っている。

以前より四肢の硬直などを来たして入院していたIはこの日気分が悪く、頭痛を来たして休んでいたが、Hの状態がGの看病中に急変したのを目撃した途端に胸内苦悶に襲われ、さらにGの発した奇声に圧倒されて身動きも出来ない状態に陥っている。

2～3日以前から頭痛、上肢の痺れ、眩暈などを訴えていたJはGを看病していたHの息遣いが荒くなっていることに気付いた途端に、自身も息苦しくなってゆき、さらにGの奇声に追い討ちを駆けられるようにして巻き込まれている。

Ⅱ. 自験例に関する考察

筆者が「集団ヒステリー」の事例に出会ったのは「1960年代の後半」という時代に限局されており、さらにその全てが「紡績工場の女子寮」を核として生じている。

この時代はまさに「東京オリンピック」が終了し、「大阪万博の開催」へと向かっていた。これ以前から進行していた産業構造の変化は、かつての我が国の主要な産業であった「紡績の製造業」に衰退をもたらし、ひいては人材の確保にも著しい困難に直面していたものと考えざるを得ない。因みに、当時の各工場の人事担当者は口々に女子工員たちの確保の困難さと彼らの職場への定着率の低さを嘆いていた。そして、このことと表裏一体になっていたのは「当該する年齢層」の高校への進学率の上昇であった。ある地方の中学の校長は「紡績工場へ就職する卒業生の3分の1は標準であり、3分の1は進学者よりも劣り、残りの3分の1は精神発達遅滞者と思われる」と述べていたとのことである。

以上のような事情の下に就職した彼女たちの中には、性格的にバランスを欠いたり、未熟であったり、知能的に劣ったりする人物が占める割合はかなり高かっと考えざるを得ない。その上、彼らは親元から遠く離れて、孤独で支え手が乏しい寮生活を送らざるを得なかったのである。また、彼らの中には、それ以前から「発作」を生じていた者も存していたし、寮の中でもすでに「転換」その他の症状が蔓延する場合も生じていた。ある工場の嘱託医が「複数の女子工員たちが明らかに虫垂炎の症状を呈していたが、開腹してみると全く所見は

認められなかった」と言って首をかしげていたことは印象的であった。

　「紡績工場、その1」の場合、寮生活者たちの一部は先輩のBに憧れ、精神的な支柱を求め、時には競い合っていた。彼らにとって「Bが如何に魅力的な存在であったか」ということは、後にZ病院の入院中に知り合いとなったEの言葉からも窺われる（この点においては、その後に生じるBをめぐる集団発作の端緒は、対人関係を背景とした「関係反応タイプ」（西田[13]）であることを想起せしめる）。しかしながら、Bは同僚や後輩たちを惹きつけるために、破綻を免れることが出来ない手段さえ用いていたのである。そして、「慰安旅行の帰途のバスの中」でBが発作を起こしたことに因って集団ヒステリー発作が生じるに至っている。筆者が此処で「慰安旅行の帰途のバスの中」に注目したのは次の理由からである。すなわち、Eが周囲の反対を押し切って参加したように、「慰安旅行」は緊張と解放感を伴う非日常的な行事であって、感情優位へと傾きがちである。その上にBの発作が「バスの中」という限定された空間で身近に生じたからである。さらに「帰途」の際には「疲れ」や「バス酔いへの準備性」といった身体的な側面も無視出来ないものと考えられる。

　その直後ではないにしろ、集団発作を契機として幾人かの女子工員たちが退職している。Eは岐大病院精神科へ入院して年上の女性の入院患者Yと親しくなって、Yに依存するようになった。そして、Yが転換症状を呈すると必ずEも発作を生じたが、発作型は相互に異なっていた。約3ヵ月後に職場への復帰を試みたが、挫折して帰郷し、地元の精神科病院へ入院して翌年3月に退院している。その後約1年後に工場に戻ったが、発作は消失しており、ほぼ無欠勤で勤務していることから、彼女なりの成長が窺われる。

　「紡績工場、その2」の場合、対象者たちの出身地は「その1」の場合よりもさらに遠方で広範囲にわたっている。また、季節的に限られているとはいえ、集団的な発作はかなり顕在化している。対象者は食中毒のためW病院へ入院中の同僚数名のうち4名（ただし1名は食中毒とは無関係）であるが、Hは入院中の孤独に耐えられずに発端者に接近して行ったのであり、発端者のGばかりではなく、続発者のIとJもこれ以前から「転換症状」を呈していた。Jが「Gが変な声を出したため皆に伝染した」と述べているように、Gを発端者として「驚愕反応タイプ」（西田[13]）的な症状の感応が生じたことは明らかではある。そしてその背景には「それぞれに問題を抱えた4名が、病院という限局された空間内で相互に接近していた」ということが存していたことも見逃すべきではないであろう。また、4名の中のHのみが自らの「解離症状」について語っていることは、集団の中の個別性といった側面から見ても甚だ興味深い。

III. 従来の報告例について

　集団ヒステリーについての報告は我が国においても従来から行われており、かなりの数にのぼっている。そして、その最多は女子中学生間に、次いで女子高校生間に生じたものである[4]（さらに注目すべき点は、高校生の集団に生じた場合にも、その中の幾人かはすでに中学生の頃から発作を繰り返していることである）。

　上記のことに関して西田[12]は、思春期の少女たちの発達にとっての「同一化という機制」を重視し、「それまでの親から新しく同年輩や年上の人へと同一化の対象を移し変えることによって初めて自分が自由であるという安寧感を得るのであり、疲憊した自我に、一時的にしろ安息が与えられることにもなるのである。いまひとつには、他者への同一化によって、同一性の混乱を防ごうとすることにあるといえよう」と記述している。彼はさらに「思春期の結びつき、同一化の相互性と閉鎖性」に注目し、「より深い同一化と被暗示性が昂まりやすく、"同じであること"や"一致すること"へと収斂され、ついにはその極点において対象が模写される、すなわち感応が成立することとなるのであろう」と結んでいる。

　コックリさん遊びの類が事例化した報告[2]も、女子中学生の場合が圧倒的に多い。日下部ら[8,9]はこのことに関連して、集団ヒステリーが思春期女子に好発することをも含めて、「初潮という第二次性徴の発現は男子の性成長と比べて非連続的であり、性に対する不安をより招来しやすい……性の不安の克服という思春期の課題は、思考面でも感情面でも未熟な思春期女子には難問で、彼女らは集団を形成し、自立性主体性を放棄し、情緒の昂揚、思考の制止という集団心理に身をゆだね、問題解決から逃避してしまうこともある」と記述している。ところで彼らの調査によれば、この類の遊びには事例化されるまでには至らなかった多人数が係わっていたようである。

　ところで筆者の知る限り、自験例を除いて、女子工員間に生じたものは存してはいない。高校生と同じ年代に属し、かつより苛酷な状態に置かれていた当時の彼女達にこのような事態が生じても何ら不思議ではないものの、ことによると対策が講じられず放置されていた可能性も否定は出来ない。因みに、筆者が前記した集団発作に出会う前年の昭和39年に島薗らが調査した結果は、集団発作以外にもこのことを窺わせている[15]。

この集団発作は高知県山間僻村の中学校で苛酷なスケジュールのもとで行われた修学旅行中に生じ、その後も球技大会、水難救助講習会などの折に再発し、さらに翌年の修学旅行にまで持ち越されている。そして、この集団発作に巻き込まれたL子は翌年3月に名古屋市近郊の紡績工場に就職し、寮生活を送ることになったが、間もなく発作を繰り返すようになった。L子は6月に入院したが、島薗らはこの折の彼女の様子を以下のように記述していることは示唆に富んでいる。

　「(彼女は就職し)、生活条件のいちじるしく異なる環境のなかで働くことになった。幼いころから山間僻地で育ち、人格、社会性ともに未成熟な彼女は、苛酷な労働条件と孤独に耐えながら忙しく働かねばならなかった。休日にも同僚と遊びに出かけることさえもなく、唯一の楽しみは郷里の両親との頻繁な文通であったという」

　記述を集団発作に戻すと、上記の報告以外にも離島[5]や僻地[6]において発生しており、その際には何れも閉鎖的で緊密な人間関係が指摘され、その長期化に対して対応の不適切さを示唆されている例も存している。また自験例のように、集団旅行の際に生じたケースも存している[7,15]。

Ⅳ. 最近の報告例について

　1989年に西田は従来の集団ヒステリーの報告について論じており[13]、その後2004年には柏瀬が本邦の報告例について纏めている[4]。その際に彼は、1980年の自らの報告例[3]を最新のものとして挙げて、「関与した集団の構成人数は、1950年代の報告例では平均17人、60年代では平均6人、70年代では平均4人と時代とともにしだいに減少している」ことを指摘して、時代の進歩とともに精神衛生思想が普及し地域社会の閉鎖性が改善して、これに巻き込まれる人数も減少しつつある」としている。しかし、後述する白石らによる報告は、このことを必ずしも肯定してはいない。とは言え、このケースも、試行錯誤を繰り返しながらも、最終的にはその背景となっていた問題も含めて、解決に至っていることに注目してみれば、柏瀬の指摘の妥当性を評価できよう。

　ところで、それ以後にも集団発作についての報告は若干行われており、以下にこれらに関して紙面を割きたい。先ず注目されることは、集団発作が課外の「スポーツの部活動」と密接に関わっていることであり、前記した柏瀬自身の

らの症例は、年齢さらには職業が様々である上に、所謂ヒステリー化しており、その後にも問題点を有していることも窺えることなどから、上述した思春期女子の集団ヒステリーとは区別して論じられるべきであろう。とは言え、これらはともに「思春期女子の集団ヒステリー」についての発表がなされていない大都市からの報告であり、この点に注目すべきであろうと考えられる。

おわりに

1) 集団ヒステリーの記述にあたって、先ず自験例である「紡績工場の女子工員」の2事例を呈示して再考察を行った。
2) 本邦の報告例の圧倒的多数は、女子中学生および女子高校生の間で発生したものであった。そしてその理由として、共通して「思春期年代女性の同一化欲求の高まり」（西田）が強調されていた。また、その背後には何らかの葛藤が存しており、緊張関係が生じていた。
3) 柏瀬による纏め（1981年）以後の報告では、課外の「スポーツの部活動」の激しい運動を介して、過呼吸の集団発作を呈したケースが目立っている。各報告者たちは「成員のチームへの帰属意識による同一化欲求」や「チーム内での対人的葛藤」に注目している。なお、これらの報告には、集団発作が消退した後にも1人だけ取り残されて所謂ヒステリー化したり、行動化を示した症例も存しているが、これらの予後も結果的には良好のようである。
4) 発作が発生するのは学校内であるのは当然であるが、非日常場面である旅行中に生じたケースも目立っている。しかしながら、これら以前の報告[10]でも指摘されているように、家庭内では症状を示さず、登校にも意欲を示していたため、家族に気づかれないことが多かったようである。
5) 上記した集団ヒステリー以外に、「所謂ヒステリー化をして個別的に入院し、男性をめぐっての葛藤なども関与して相互の症状に感応された報告」が存しているが、これらの事例には年齢や職業の共通性が認められず、またその後の経過にも問題点を窺わせていることなどから、「思春期女子の集団発生」とは区別して論じられるべきであろう。

文献

1) 市川俊夫, 金光芳郎, 河合啓介, 他：心療内科で発生した集団ヒステリーの検討. 心身医 7：584-586, 1992
2) 今井司郎, 柏木　徹, 竹内保江：「キューピット遊び」の1例について. 精神経誌

79:214-215, 1977
3) 柏瀬宏隆, 久馬川哲二, 石井弘一, 片山美郎：「集団ヒステリー」―自験例と本邦例の検討―. 臨床精神医学10：1107-1117, 1981
4) 柏瀬宏隆：感応精神病. 148-160　新興医学出版社, 東京, 2004
5) 木村進匡, 更井啓介, 石井知行, 他：離島に発生した集団的発作症状. 精神経誌75：44, 1973
6) 河野雅子：某高校女生徒に発生した集団ヒステリーについて（その1）. 精神経誌80：599, 1978
7) 黒田知篤, 岡嶋喜代子, 駒井澄也, 他：女子中学生の修学旅行時に発生した集団ヒステリーの1事例, （その1）精神医学的側面. 精神経誌63：1134-1135, 1961
8) 日下部泰明, 中沢正夫：児童生徒に流行した「コックリさん遊びについて」第1部　集団ヒステリーを招来した事例. 精神医学18：255-259, 1976
9) 日下部泰明, 中沢正夫：児童生徒に流行した「コックリさん遊びについて」 第2部　群馬県下における実態調査. 精神医学18：418, 1976
10) 日下部泰明, 日下部和子：学校場面で多発した過呼吸症候群―思春期の"2人でのヒステリーについて―. 精神経誌81：301-310, 1979
11) 三浦岱栄, 小此木啓吾, 原　洋二, 他：入院ヒステリー患者4例に生じた症状の相互影響とその精神力動. 精神医学5：39-44, 1963
12) 西田博文：思春期の感応現象について. 精神医学16：971-977, 1974
13) 西田博文：感応の精神病理. 金剛出版, 東京, 1989
14) 野口岩秀, 渡辺敏也, 小川俊樹, 永田俊彦：女子中学生に集団発生した過換気症候群について. 精神医学, 31（2）；163-168, 1989
15) 島薗安雄, 中村　剛, 刑部　侃, 他：一卵性双生児に初発した集団ヒステリーについて. 精神医学10：691-698, 1968
16) 白石　泉, 弟子丸元紀, 宮川太平：高校生女子に発生した集団ヒステリー―関係反応と驚愕反応の混合タイプ―：臨床精神医学21（11）：1729-1736, 1992
17) 高橋隆夫：紡績工場の女子工員間に発生した"集団ヒステリー発作". 岐阜大学医学部紀要16：380-398, 1969
18) 高橋隆夫, 森崎郁夫：幻覚, 遁走などの解離症状を呈した女子一卵性双生児の一例. 臨床精神病理12：283-291, 1991

第7章　集団心理と個人心理

そもそもなにゆえに偉大なる男が意義を持つに至るのか、この問いの答えが不明瞭になることは決してない。人間の集団には、感嘆賛美に値する権威への、屈服すべき権威への、それによって支配されたいと願う権威への、場合によってはそれによって虐待されたいとすら願う権威への強烈な欲求が存在しているのを、われわれは知っているからだ。

『モーセという男と一神教』より[1]

本章では、集団心理学と個人心理学の関係について考察し、それによって個人心理をより深く理解することをめざす。その際に用いる心理学モデルはジクムント・フロイト（1856～1939）のリビード理論であり、とりわけ1921年に記された『集団心理学と自我分析』を中心的に扱う[2]。基本概念の説明なども適宜はさみつつ、なるべくわかりやすく解説してみたい。

1. 集団の心

集団の中の個人が、分離された状態とは違った退行的な行動をとることは、「群集心理」として一般に知られている。個人としては高い知性と判断力を持ち、自らの意志にもとづいて行動できる人物が、ひとたび集団に組み込まれると理性を失って感情的な行動に流される。フランスの社会心理学者ギュスターヴ・ル・ボン（1841～1931）は、このような群衆中におかれた個人の主要な特徴として、1. 意識的個性の消滅、2. 無意識的個性の優勢、3. 暗示と感染とによる感情や観念の同一方向への転換、そして4. 暗示された観念をただちに行為に移そうとする傾向、の四点を挙げた[3]。

ル・ボンは、どちらかというと扇動されて愚行に走るという群衆のマイナス面を強調している。それは彼が主に一時的に発生した不安定な集団を念頭においていたからであろう。これに対してウィリアム・マクドゥーガル（1871～1936）は、集団の退行的側面を認めつつも、それは組織化によってかなり防ぐことができることを指摘した[4]。集団の組織化は五つの条件によって達成されるという。すなわち、1. 集団が持続すること、2. 構成員が集団の全体像について理解すること、3. 集団が他の同等の集団と競合関係にあること、4. 集団内で伝統がはぐくまれること、そして5. 集団の機能が構成員の役割分担によって担われることである。このようにして組織化された集団は、あたかも全体とし

てひとつの「**集団の心**」を持つように見える。

2. 愛が集団を作る

　以上の議論を踏まえ、フロイトは個人と集団との関係をリビード理論によって解明しようと試みた。彼は、ル・ボンやマクドゥーガルが描写したような集団を「**心理的な集団**」と規定し、それが形成される必須条件として、集団が一人の指導者を持つということを明らかにしている。指導者は必ずしも現実の人物とは限らず、例えば伝説の偉人や宗教における神のように、集団の頂点にあるひとつの人格像であればよい。

　集団の謎を解くために、フロイトは幾つかの問いを立てる。まず、個人を集団に結びつける「接着剤」の役割をしているのは何かということ。そして、指導者はいかにして集団を支配するのかということ。後の疑問について、ル・ボンや他の論者は「暗示」という言葉で説明しようとしている。そしてその暗示が有効に働くためには、指導者が「威信」というものを持つことが必要なのだという。では、暗示やそれを可能とする威信というものの実態は何なのか。いかにして、集団中の個人は指導者に威信を感じ、その暗示に盲目的に従うようになるのか。

　結論から言ってしまうと、フロイトの答えは**リビード**である。日常的な言葉で、愛といってもよい。個人の群れは、愛によって結びついて心理的な集団となる。その結びつきによって、指導者は集団を支配するようになる。

　フロイトは、研究対象として教会と軍隊という集団を選んで考察をすすめている。これらは比較的よく組織化された集団であるが、それだけに集団をうまく運営して持続させるための仕組みができているのである。

3. キリスト教における愛

　キリスト教の教会では、神を頂点として集団が組織される。それを結びつける力が「愛」であることは、聖書にも明確に記されているところである。キリスト教は「愛の宗教」と呼ばれるほど、愛の大切さを強調しているのだ。

　ある時、イエスを試そうとした律法学者が、律法の中でもっとも重要な掟はなにかと尋ねた。イエスはこう答えた。

　　「『心を尽くし、精神を尽くし、思いを尽くして、あなたの神である主を愛しなさい』。これが最も重要な第一の掟である。第二もこれと同

じように重要である。『隣人を自分のように愛しなさい』。律法全体と
預言者は、この二つの掟に基づいている。」

マタイによる福音書22章37-40節[5]

　律法とは、ユダヤ人が神から授かった教えであり、律法学者とはそれを研究する学者である。イエスは、彼らが行動上の細かな規定にこだわるあまり、その精神を見失っていることをしきりに批判した。なによりも大切なのは愛することであり、特に神への愛と隣人愛の2つが重要である。

　ここでいう「愛」とはギリシャ語で「アガペー」と表され、無私無欲の愛をさす。これに対して、個人の欲に根ざした愛は「エロース」と呼ばれる。人間は肉によってエロースに惹かれるが、それは果てしない憎しみと苦悩の連鎖ももたらす。そこからの救済は、アガペーによってのみ可能となるのである。

4. 個人的な愛のもたらす苦悩

　個人の利己的な愛によってひきおこされる苦悩が、信仰によって救われるといった主題は、多くの古典的文学作品において追求されてきた。例えば、ロシアの文豪レフ・トルストイは、生涯このテーマで小説を書き続けた。なかでも圧巻は、『アンナ・カレーニナ』である[6]。情熱的な愛に生き悩むアンナと、その愛人ヴロンスキー。2人は、お互いに強く愛するほどに憎しみ合うことになり、破滅の道を転がり落ちていく。一方、田舎で農場経営にはげむリョーヴィンは、個人の幸せは何かという問題を追及し、最後はキリストへの信仰にその答えを見出すのであった。

　アンナの生き方とその苦悩は、現代のわれわれが見てもリアリティーをもって迫ってくる。彼女の愛は相手を縛りつける愛であり、それが思いどおりにならなければ瞬時にして激しい憎しみに転じる愛である。このような個人的な愛の苦悩からは、その中でいくら悪戦苦闘しても抜け出すことができないということを思い知らされる。

5. ヤマアラシのジレンマ

　個人的な愛が苦悩をもたらすのは、それが**ナルシシズム**（自己愛）から発しているからである。ナルシシズムは、それが個人の独立自尊に不可欠な要素であるにもかかわらず、他者に対しては攻撃的側面を持っている。このことを説明するのに、フロイトはショーペンハウアーの寓話を例にひいた。

やまあらしの一群が、冷たい冬のある日、おたがいの体温で凍えることをふせぐために、ぴったりくっつきあった。だが、まもなくおたがいにとげの痛いのが感じられて、また分かれた。温まる必要からまた寄りそうと、第二の禍がくりかえされるのだった。こうして彼らは二つの難儀のあいだに、あちらへ投げられこちらへ投げられしているうちに、ついにほどほどの間隔を置くことを工夫したのであって、これで一番うまくやっていけるようになったのである。
ショーペンハウアー『余録と補遺』[7]

　ナルシシズムの棘は、「俺のほうが偉いんだぞ」という優越性の主張である。このような主張をもった個人が集れば、お互いの傷つけあいになるのは必定である。かといって、離れているのはさびしいし、自らのナルシシズムを承認してもらうためにも他者は必要なのである。ここにジレンマがある。

　さらに、ナルシシズムの棘は競争相手だけでなく愛する人にも向けられる。もし好きな人と嫌いな人が別々なのであれば、嫌な人とは遠ざかって好きな人とだけ交流していたら円満に運ぶはずなのだ。ところが実際には、好きな人や、かつて好きだった人にこそ強い憎しみが向けられることが多い。もっとも深刻な対立は、夫婦、兄弟、親子など親密な関係においてみられがちである。これは、**愛と憎しみの両価性**、すなわち対極にあるかに見える2つの感情が、実は同じ源から発しているということによる。先にあげた『アンナ・カレーニナ』において、アンナがヴロンスキーに向けたものも両価的な感情の典型であった。

　寓話ではヤマアラシが適当な距離をみつけることになっているが、実際の人間関係ではなかなかむずかしい。傷つけ合いながら近づいたり離れたりということを、とめどなく繰り返すことになりがちである。

6. 恋着――惚れ込むこと

　ナルシス的な愛によってもたらされる苦悩から、個人はいかにして救済されうるのであろうか。それは、対象への愛によってである。それも、フロイトが**恋着**と呼んだような、対象を徹底的に理想化するような愛によってである。恋着の例は、若い男性が片思いの対象に抱くプラトニックな感情に見出される。もちろん女性であってもよいのだが、男性の方が相手にぞっこん惚れ込んでしまう、「対象依託型」と呼ばれる関係に陥りやすい[8]。また、特に若い男性に

おいて情緒的な愛と官能的な性欲というものが分離しやすいという事情もある。愛の対象は美しく清らかで神々しい存在であり、淫らで忌まわしいが強い力で迫ってくる性欲とは隔離されるべきものとみなされる[9]。

このように、恋着には、対象の極端なまでの理想化と、性欲の直接的追求の放棄（脱性化）という特徴がある。対象のすばらしさが自らのすばらしさのように感じられ、自己本来の満足は放棄されてしまうのだ。恋する人は、ぞっこん惚れ込んだ相手に心酔して、自分なんてどうでもよくなってしまう。

対象への恋着による苦悩からの救済は、残念ながら個人の関係においては長続きしにくい。プラトニックな片思いの例でいえば、それは相手がはっきりした態度を表明するまでの間にのみ成立する。相手の意が別の人にあることがわかれば、強い嫉妬と失望をもたらし、最終的には失恋という惨めな結果に終わる。望まれた恋愛の成就はすばらしい幸福をもたらすであろうが、やがてはそれも色あせるか、そうでなければ愛と憎しみの両価的関係を再燃させることになる。

それに比べると、神に向けられた愛は、失恋に終わることも成就によって幻滅させられることもない。なぜならば、神からすべての信徒に向けられた愛が公平であるからだ。神のもとですべての人は平等である。これはひとつの幻想ではあるのだが、共有されたこの幻想は個人相互に連帯感による強い結びつきをもたらす。ここでみられるリビード的な横の結びつきを、フロイトは「**同一化**」と呼んだ。

7. 同一化

同一化とは、対象との関係において生じる原始的な結びつき方である。そこでは、自分と相手の区別がなされていない。好きだと思う相手を、自分と同じものと思い込んでしまう。最初の同一化は、幼児と親との間に生じ、自我の発達にとって大切な過程となる。同一化は対象喪失に際しても観察される。失った愛情対象に自らを似せることによって、人はその悲しみから立ち直ることができる。恋愛遍歴を重ねた女性が、これまでに恋した男性の性格を幾重にもまとっているという例をフロイトはあげている[10]。

さらに、同一化は対象との同性愛的な関係においてよくみられる。例えば、思春期前の児童が同世代で同性の子供とべたべたくっついているところを思い浮かべるとよい。こういう交流の中で、子供たちは同じ言葉づかいや考え方を自然にするようになり、そこに強い連帯が築かれる。同一化という過程は、いわば借り物によって自我を変容させることなのだが、当の本人にはそれこそが

まさしく自分らしいものと感じられるのだ。

　集団においては、このような個人相互の同一化が、横の結びつきを形成する接着剤の役割をはたす。

　ここまでのところをまとめておこう。キリスト教の教会という集団においては、愛が信徒を結びつけている。イエスは、神への愛と隣人愛の大切さを説いた。神への愛は、フロイト流に言うと恋着であり、対象を徹底的に理想化する愛である。隣人愛は、自己と対象を同じものと思ってしまうような愛である。2つの愛による集団の構成というモデルは、他の心理的な集団にも適用できる。

8. 軍隊における愛

　フロイトが例示したもうひとつの心理的な集団は軍隊であった。軍隊においても、愛による結びつきは重要である。それは個々の兵士の士気に影響し、結果として物量だけでは測れない軍全体の強さを左右する。ル・ボンが前掲著でたびたびとり上げているナポレオンは、世界史に輝く戦争の天才であった。それは彼の戦略が優れていたというだけでなく、彼の持つ威信が絶大であったということが大きい。兵士たちはナポレオンに心服し、それが強い忠誠と団結を生み、軍全体に大きな力を与えた。

　我が国の例としては、先の大戦において硫黄島の激戦を指揮した栗林忠道中将のことをあげておこう[11,12]。この戦いについては、クリント・イーストウッドが『父親たちの星条旗』と『硫黄島からの手紙』という日米双方の視点からの映画を作って話題になった。物量において圧倒する米軍に対して、背水の陣をしかれた日本軍部隊は激烈な抵抗をみせ、5日で終結すると予想された戦闘は36日間にわたり、米軍に多大な死傷者をもたらした。米側の将校たちからも尊敬された日本部隊の総司令官栗林忠道は、合理的な思考に基づき断固として実行する決断力をもつとともに、前線の兵士には暖かい声をかけてまわり、その気さくな人柄で慕われていた。地下壕を掘ってゲリラ戦を行うという作戦が優れていたこともあるが、地獄のように苦しい戦いを最後まで遂行できたのは、総司令官の人格に兵卒一人一人が惚れ込んでいたからであろう。

9. 攻撃性の問題

　軍隊の研究は、集団が愛によって結ばれるということとは別の側面をも明ら

かにしてくれる。それは、攻撃性の問題である。もともと、軍隊というものは戦争をするために組織された。そこでは、個人のもっている攻撃的衝動が原動力となり、それを集めて組織的な戦闘として実行される。このように、集団には個人が普段は抑圧しているような衝動、特に攻撃的衝動を解放し、それを集団全体の行動の原動力とするところがある。集団の危険性はこの点にあり、暴走すればとんでもないことにもなりかねない。

ここのところをもう少し詳しく見てみよう。集団中の個人は、それまで自分で行っていた善悪や行動の可否の判断を指導者に委ね、その命ずるところに従って行動していることがわかる。つまり、自らの心中にある裁判官の役割を、指導者にゆだねてしまうのだ。この「内的な裁判官」をフロイトは**超自我**(自我理想)と呼んだ。それは、自分自身に向かって、「汝なすべし」、「汝なすべからず」と、いろいろな要求をつきつけてくる、大層うっとうしい存在なのだ。他人に従属するということは、自らの意向を曲げねばならない点では苦痛だが、超自我による責め苦からは逃れられるという点ではとても楽になる。個人が指導者に恋着によって結びついた際には、指導者の命令が自らの意志そのものであると感じられ、さらに解放的になれるのである。

10. 生の欲動と死の欲動

同じことを少し別の言葉によって述べてみよう。フロイトは人間の心を突き動かし、行動に駆り立てる原動力として「**欲動**」を定義した。欲動は、われわれが意識的に感じる欲望や衝動のさらに元になるものである。その欲動を根源までつきつめていくと、それは**生の欲動**(エロース)と**死の欲動**という2つの基本的な欲動にいきつく[13]。すべての衝動や欲求は、この2つの欲動がさまざまな比率で混合したものの表現であるという。

ここのところは、フロイト理論でも一番の難所である。生の欲動と死の欲動は、光と影のように相互依存的である。生命がより複雑で高度なものを成し遂げようとする程それを破壊してしまいたいという内的緊張も高まるし、破壊傾向から逃れたいということから創造的欲求が生まれることもある。フロイトは、このモデルが二元論であることを強調した。それぞれの欲動は、対極にあるものと対立することから力を得ているということであろう。

生の欲動も死の欲動も、根源的には自己自身に向かっている。生の欲動に関しては**一次ナルシシズム**である。死の欲動については、**一次マゾヒズム**である[14]。人間というものは、根源的にナルシストであると共に、根源的にマゾヒストでもある。自己に向かう死の欲動はこの上なく危険なものであり、攻撃的行動に

よってある程度外に放出しなければ、無意識的罪責感として自我を責め苛み、食い殺してしまいかねない。内的な超自我を指導者の姿に重ね合わせ、その命ずるままに攻撃的衝動を放出することは、個人心理の経済論から見て理にかなったことなのである。

11. キリスト教における罪の意識

　個人に内在する死の欲動は、キリスト教の集団ではいかに扱われているのだろうか。キーワードは、**罪責感**である。キリスト教は愛の宗教であると同時に、「罪の宗教」であると言ってもよい。

　人間は、どんなに努力しても罪から逃れられない存在である。例えば、モーセの十戒に「姦淫してはならない」という戒めがある。これについてイエスは、「みだらな思いで他人の妻を見る者はだれでも、すでに心の中でその女を犯したのである（マタイによる福音書5章28節）」と言った[5]。行動上の戒めを守るのも難しいことだが、思っただけでも罪と言うのでは、もはや如何ともしがたい。肉体を持って生を受けた以上は、必ず罪を犯してしまうのが人としての宿命であると認識せざるをえない。

　キリスト教の信徒は、自分の罪深さを認識することを迫られる。ここで、罪責感が意識化されるということが大切である。同じ罪責感でも、無意識的罪責感が一番危険なのだ。罪責感を認識できれば、なんらかの対処をすることができるかもしれない。そして、裁いたり許したりする主体が、自分自身から外に移されるということも大事である。神が、信徒の超自我の代わりになるのである。

　罪を認識した信徒はなにをなすべきなのか。ひとつには悔い改めということがある。もちろん、キリスト教は「悔い改めればなんでも許される」といったお気楽な宗教ではない。むしろ、罪自体はいかにしても拭い去れないものである。初期のキリスト教をヨーロッパ中に広めた使徒パウロを例にとれば、彼はおのれの罪深さに深く思い至ると、いても立ってもいられずに布教活動に駆り立てられた。罪の認識は人を行動に駆り立てる。その行動は必ずしも罪を打ち消すわけでも救済を保証するわけでもないのだが、それでも何かをせずにはおられないのである。

　以上より、心理的な集団についてのモデルが完成した。集団中の個人は、恋着によってリビード的に指導者と結びつく。その際に、個人は指導者を自分の超自我の代わりにしてしまう。集団中の個人は、指導者によって平等に愛され

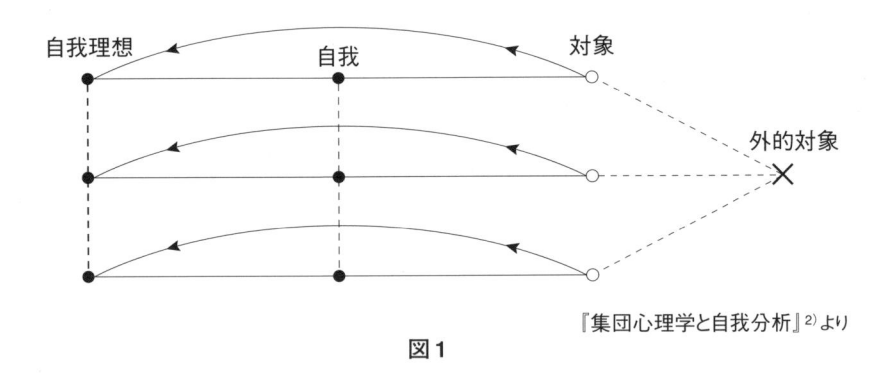

ると感じ、それによってお互いに同一化し同胞としての連帯を強める。フロイトが示した図をここに掲載しておこう。

```
自我理想        自我         対象
                                        外的対象
                                          ×
```

『集団心理学と自我分析』[2]より

図1

12. 個人の歴史と人類の歴史

　心理的な集団が法則性をもって形成されるのは、個人の中にそれを可能とする共通の基盤というものがあるからであろう。そういった基盤は、いかにして形作られるのであろうか。2つの観点からの考察が必要である。ひとつは、個人の成長の歴史から。もうひとつは、種としての人類の歴史から。

　フロイトが好んで引用する句に「個体発生は系統発生を繰り返す」というものがある。これは、ダーウィンの進化論をドイツに広めるのに功績のあったエルンスト・ヘッケル（1834-1919）の提唱した考え方で、「反復説」と呼ばれる。その意味するところは、胚細胞から胎児に至るまでの個体発生の過程が、あたかも原始的な生物から現在の姿までの進化過程を反復しているというものである。フロイトの引用はここからの比喩であり、幼児の精神的発達が、人類がその先祖からたどってきた道のりを反復しているだろうという仮定を表している。個人におけるエディプスコンプレックスのごとき普遍的なパターンは、祖先から受けついだ「**太古の遺産**」の追体験であるとみなしてこそ、正しく理解できるというのである[1]。

13. 家族という集団

　個人の歴史において集団形成の基盤となるのは、もちろん家族である。そこ

には、両親と子供という縦の関係と、兄弟姉妹という横の関係がある。つまり、先に説明した集団のモデルと家族とは相似型をなしている。

縦の関係である親子については、おおむねこんな風な経過をたどる。赤ちゃんというのは、まだ自分と母親との区別がはっきりついていない。お腹がすけばお乳がさしだされ、糞尿をすれば自動的にきれいになる。世話をしてくれる養育者は、自分の体の延長であるかのように感じられている。しかし、空腹や排泄物の不快などがいつでもすぐには解消されるわけではない。そのような欲求不満の体験を通じて、幼児は自分が無力な存在であり、母という存在が世話をしてくれているということを知るようになる。幼児はこうして発見した母親に、強烈な愛着を示すようになる。この時の愛着を、フロイトは性的な欲望であるとみなした。

小児の抱く強烈な欲望は、完遂されずに挫折する運命にある。それは、もう一方の親である父がそれを禁止するからである。もっとも、その欲望は本来的にかなわぬものであって、「親による禁止」というのは子供によって後づけの理由として導入されたのかもしれない。いずれにせよ、これが「エディプスコンプレクスの没落」と呼ばれる重要な過程を招く[15]。その時、子供の自我には1つの「しこり」が生じ、それが「禁止する親」への同一化によって超自我という心の検問所（審級）となるのである。超自我の形成によって、子供は外からの力を借りずに欲望を断念することができるようになる。危険な衝動は抑圧され、もはや意識にも上ってこない。およそ小学生年代にあたる潜在期には、それまでのような直接的な欲望の追求は影をひそめ、昇華された性欲としての活動、すなわち教養、芸術、運動などさまざまな分野での才能が開花するのである。

以上のような縦の関係と平行して、横の関係が発展する。兄弟姉妹の関係である。兄弟姉妹は親の愛情をめぐってライバル関係にある。嫉妬で対立するのは当たり前で、仲が良いのはむしろ妥協の結果なのだ。先に述べたように、親子という縦の関係は、完全に子供の思いどおりにはならない。それは、子供が桁外れに大きな欲望を抱き、さらに他の子供よりも自分が一番愛されたいと思っているからである。

親に向けられた強い欲望が超自我の形成によって断念されるとともに、兄弟姉妹の間ではある種の同盟が結ばれる。そこには、「親は自分たちを平等に愛しており、自分たちは同一の存在である」という前提が織り込まれている。こうして子供は、大人との圧倒的な違いを認識し、相互に和解して結びつく。そこに集団の感情が生まれるのである。

兄弟の構成は家族によって異なるので、そこで育まれる横の関係もさまざま

である。しかし、それらはやがて幼稚園や学校という外の集団での関係によって代替されることになる。そこでは、教師が親の代わりになり、同級生が兄弟姉妹の役割をする。教師を独占したいという各々の生徒の思いは断念され、嫉妬は集団感情に変換されるのである。

14. 古代における家族——原始群族

　次に歴史的な考察に移ろう。現代は核家族の時代と言われるように、家族の形態は時代によって変遷する。そこで、人類の祖先がどのような家族を作っていたかということが問題になる。おそらく、それは他の動物にもみられるような「群れ」であったのだろう。群れこそは家族の起源であり、また心理的な集団の原型にもなっているのであろう。
　『種の起源』で自然淘汰による進化という説を提示したチャールズ・ダーウィン（1809～1882）は、その後人類の起源を研究し、われわれ人間がチンパンジーなどの類人猿と共通の祖先から進化してきたという仮説を示した。その著『人間の進化と性淘汰』では、人類の祖先がアフリカに住み、1人の雄のボスを中心とした群れをなして生活していたという推測をしている[16]。フロイトは、この群れを**原始群族**と呼び、これこそが集団感情のルーツであるとした。
　ここで、フロイトはわれわれの基本前提をひっくり返すようなことを述べている。

　　　集団の心理とは最古の人間心理である、われわれはそう結論づけねばならない。集団の残渣をすべて軽視し、その上で個人心理としてわれわれが孤立させたものとは、もともとの集団心理から、後になってようやく徐々に、いわば依然として一部だけその輪郭を浮かび上がらせたものなのだ。

　　　　　　　　　　　　　　　　　　　　　　　『集団心理学と自我分析』[2]

　われわれは、個人が独自の心を持っていることを当然と考えてきた。だからこそ、「集団心理」というような現象の中でそれが失われるのを見ると意外に感じてしまう。しかし、集団心理の方が根源的なもので、個人心理は後から分離されたものであるという。まさにコペルニクス的転換ではないか。
　では、どのようにして個人心理は生まれたのか。それは「**原父の殺害**」という歴史的事件によってである。それによって、個人は、原父の痕跡として超自我というものを心に抱くようになった。

15. 自我、エス、超自我

　原父の殺害というプロセスを理解するために、ここでフロイトの心理学モデルについて解説しておこう。それは、後期の論文『自我とエス』で完成されたもので、一般には「第二局所論」とか「構造理論」と呼ばれる[17]。

　フロイトは、人間の心をひとつの組み立て道具のようにとらえ、それを「**心的装置**」と呼んだ（図2）。心的装置は、3つの「**審級（検問所）**」という要素から成り立っている。それは、**自我**と**エス**と**超自我**であり、それぞれは互いに干渉しつつも、ある程度独立した方向性をもって振舞う。

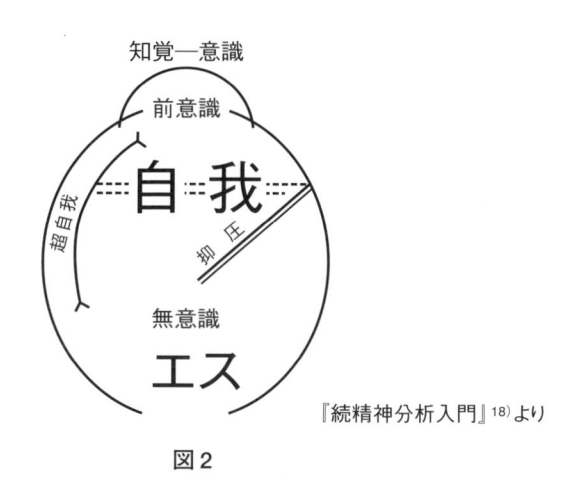

図2　『続精神分析入門』[18]より

　エスは遺伝によってわれわれが祖先から直接受けついだものからなる。それは欲動の源であり、個体をある方向への行動に促すものである。自我は、エスから分化したものであり、外界からの知覚に配慮してエスからの衝動を適切な形で実現する役割を担う。自我はわれわれが自らの人格と意識しているものに近いが、さらに無意識的な防衛を行う部分をも含んでいる。自我とエスの区別は、人間以外の多くの動物にも適用することができると考えられる。

　超自我の概念は、3つの審級のうちでいちばん理解しにくい。フロイトは最初これを自我の一部ととらえ、「自我理想」と呼んでいた。自我理想は、文字通り理想的な自我であり良心の役割を担う。フロイトは、うつ病や強迫性障害における自我理想の振舞いを研究するうちに、それが自我に対して極めて厳格に道徳的要求をつきつけてくること、さらにそれが大部分無意識的であること

を認識するようになった。過度に道徳的な超自我は、無制限に衝動を追求しようとするエスとは、内容においては対極的のように見える。しかし、意識との関係、自我との関係においては、超自我は実はエスと近いところにある。超自我は、エスから発した欲動のうち攻撃的な成分を無意識的罪責感として自我に押しつけてくる。自我は、見かけ上は主体的に自らの振舞いを決めているようだが、エスと超自我からの矛盾する要請を受け、外に向けては外界の現実と折り合いをつけるように行動することを求められる。このように、自我の主体性や独立性が見かけ上のものに過ぎないことを、フロイトは何度も強調している。

16. 原父の殺害という事件

　これから述べることは、説明のために単純化した仮説である。実際には類似の出来事があちこちで起こってはまた押し戻され、無数の世代を通じて繰り返され、最終的に人間と群れのあり方に大きな変化がもたらされたということであろう[19]。

　その昔、原始群族は1人の男の首領によって支配されていた。彼はすべての女性を独占し、他の男性から嫉妬深く守っていた。これに耐えられなくなった他の男性、すなわち息子たちは、ある時協力して首領である原父をうち殺してしまった。原父亡き後、その地位につくものはなかった。息子たちは原父の霊からの復讐を怖れ、これをトーテムとして祀り、群れの女性と交わることを自ら禁じた。原父の想い出はそれぞれの個人に超自我として刻印され、内側から自我を支配するようになった。

　ここでポイントとなるのは、原父を複数の息子たちが協力して退けたということである。それまでも、単独の男が首領を殺すか追放して次の首領におさまるということはあっただろう。これは単なる政権交代である。新しい首領はそれだけの実力を持っているのだから、前の首領を怖れることはない。ところが、原父の殺害においては、弱いものが強いものを殺してしまった。その結果、もはや群れを単独で支配する首領はなくなった。そして、かつての原父の亡霊を人々は怖れて祀るようになった。

　自我とエスの観点から見るとこうなる。自我はその個人が対面する現実に合わせてエスから分化するのであるが、その雛形は生まれた時からエスの中に含まれている。エスに含まれる自我の雛形にはいくつかのバリエーションがあるが、大きく分けると2種類ある。首領の自我と、その他大勢の自我である。同じようなエスから、環境によって首領の自我が育ったり、その他大勢の自我が

育ったりする。豊かな資質を持った個人が、女性たちからの特別な愛情と庇護のもとで育てられると、ナルシス的な首領としての自我をもった個人が誕生する。このような首領は、孤高にしてナルシス的な自我をもつ個人であり、フロイトはニーチェのいう「超人」になぞらえた[20]。

原父の殺害以後、首領の自我を完全に体現する者はいなくなった。エスの中にある首領の自我のための雛形は、大部分無意識のままにとどまり、超自我として個人の自我をそれぞれに支配するようになったのである。このようにして誕生した「独立した個人」とは、いわば1人だけで成り立つ集団であると言ってよいだろう。

17. まとめ

心理的な集団に組み込まれた個人がその主体性を失って情緒的な行為に流されるのは、そこにかつての原始群族が再生されるからである。そもそも個人の心理とは、われわれ自身が思っている程独立したものではなく、集団による支配から部分的に解放されているに過ぎない。冒頭にあげた『モーセという男と一神教』からの引用にあるように、個人は無意識的には、解放よりも服従を望んでいるとさえ言える。

今日、われわれ個人は、さまざまな集団に所属している。家族からはじまり、学校、職場、地域社会、娯楽のための集り、そして国家という複数の重なり合う集団がある。われわれは集団の指導者に超自我機能の一部を委ねてつき従うとともに、同胞と同一化することで安定した自我を保とうとする。集団は帰属する個人を退行させ不適切な行動に走る危険を常にはらんでいるが、個人が集団と分離して生きることができない以上それを無闇に否定することもまた危険である。ここに大きなジレンマが存在する。

学校でのいじめの問題や、企業人、官僚等の著しい腐敗など、現代社会が呈しているさまざまな混乱も集団の視点から読み解くことができる。背景要因としては、地域社会や宗教といった伝統的な集団の求心力が低下しているという、大きな潮流がある。基本的集団が力を失うと、それによって支えられてきた家族や学校や職場などの諸集団も不安定になる。集団から解き放たれた個人は、ナルシス的になり、ヤマアラシのように互いを傷つけ合うようになる。よく、「最近の若者はモラルが低い」と言われるが、モラルが低いのは心理的な集団への帰属が薄いからであろう。この状態は、当人にとっても決して楽なことではない。人間は、規範のない状態には安住できないのである。彼らは、自虐的になったり他罰的になったり、攻撃性をより直接的で危険な形で表現するよう

になるだろう。

　現代社会が呈している病理的現象に対して、われわれはどのように対処していけばよいのであろうか。まず考えられるのは、伝統的な集団の復興ということである。しかし、集団は人々の共同幻想によって成り立っているので、一度低下した求心力を取り戻すのは容易なことではない。伝統的集団を守っていくことは大事だが、そのことだけで現代の難問を解決するのはむずかしいだろう。次に考えられるのは、新たな集団の創造ということである。新しい集団の生成は、自然発生的な形で常になされている。今日特に注目されるのは、インターネットなど新しい媒体を通じて形成される集団であろう。新興集団は大きな希望と力をもたらすが、それらが危険な性格を持ちやすいことにも注意が必要だ。結局のところ、単純な解決法などは存在しない。歴史に学び、危機の現状を正しく認識した上で、合理的で冷静な判断を重ねていくことがそれぞれの個人に求められる。そのために、ここで提示した集団心理と個人心理のモデルが役立てば幸いである。

文　献

1) フロイト S, 渡辺哲夫訳：モーセという男と一神教. フロイト全集22巻, pp.1-173, 岩波書店, 東京, 2007（1939）
2) フロイト S, 藤野寛訳：集団心理学と自我分析. フロイト全集17巻, pp.127-223, 岩波書店, 東京, 2006（1921）
3) ル・ボン G, 櫻井成夫訳：群衆心理. 講談社学術文庫, 東京, 1993（1895）
4) McDougall W: The Group Mind: A Sketch of the Principles of Collective Psychology with Some Attempt to Apply Them to the Interpretation of National Life and Character. G.P.Putnam's Sons, New York and London, 1920
5) 新共同訳聖書. 日本聖書協会, 東京
6) トルストイ L, 木村浩訳：アンナ・カレーニナ. 新潮文庫, 東京, 1972（1877）
7) ショーペンハウアー A, 秋山英夫訳：随感録. 白水社, 東京, 1998（1851）
8) フロイト S, 懸田克躬・吉村博次訳：ナルシシズム入門. フロイト著作集5巻, pp.109-132, 人文書院, 京都, 1969（1914）
9) フロイト S, 高橋義孝訳：「愛情生活の心理学」への諸寄与2　愛情生活の最も一般的な蔑視について. フロイト著作集10巻, pp.184-194, 人文書院, 京都, 1983（1912）
10) フロイト S, 井村恒郎訳：悲哀とメランコリー. フロイト著作集6巻, pp.137-149, 人文書院, 京都, 1970（1917）
11) 梯久美子：散るぞ悲しき 硫黄島総指揮官・栗林忠道. 新潮社, 東京, 2005
12) 小室直樹：硫黄島栗林忠道大将の教訓. ワック出版, 東京, 2007
13) フロイト S, 須藤訓任訳：快原理の彼岸. フロイト全集17巻, pp.53-125, 岩波書店, 東京, 2006（1920）

14) フロイト S, 本間直樹訳：マゾヒズムの経済的問題. フロイト全集 18 巻, pp.287-300, 岩波書店, 東京, 2007（1924）
15) フロイト S, 太寿堂真訳：エディプスコンプレクスの没落. フロイト全集 18 巻, pp.301-309, 岩波書店, 東京, 2007（1924）
16) ダーウィン C, 長谷川真理子訳：人間の進化と性淘汰Ⅰ・Ⅱ. 文一総合出版, 1999-2000（1871）
17) フロイト S, 道籏泰三訳：自我とエス. フロイト全集 18 巻, pp.1-62, 岩波書店, 東京, 2007（1923）
18) フロイト S, 懸田克躬・高橋義孝訳：精神分析入門（続）. フロイト著作集 1 巻, pp.385-536, 人文書院, 京都, 1971（1933）
19) フロイト S, 西田越郎訳：トーテムとタブー. フロイト著作集 3 巻, pp.148-281, 人文書院, 京都, 1969（1913）
20) ニーチェ F, 氷上英広訳：ツァラトゥストラはこう言った. 岩波文庫, 東京, 1967（1885）

索 引

【あ】

アイデンティティ …………………61
青木が原樹海 ………………………40
アガペー ……………………………106
悪魔妄想 ……………………………12
α-体験構造 …………………………79
暗示 …………………………………105
アンヘドニア ……………………79, 80
怒り …………………………………80
いじめ …………………………37, 77
いじめ免疫の獲得 …………………87
いじられキャラ ……………………85
威信 …………………………………105
異性との接触恐怖 …………………73
遺伝研究 ……………………………22
犬神憑き ……………………………22
いむ …………………………………23
因果ビリーフ ………………………62
印象形成 ……………………………48
インターネット ……………………47
隠匿傾向 ……………………………74
ウィーンの地下鉄 …………………40
ウィリアム・マクドゥーガル ……104
ウェルテル効果 ……………………37
内村 …………………………………23
うつ病 ………………………………51
影響システム ………………………67
栄養の枯渇状態 ……………………66
エス …………………………………115
エディプスコンプレックス ………112
エディプスコンプレックスの没落 …113

【か】

エルンスト・ヘッケル ……………112
エロース ………………………106, 110
オウム真理教 ………………………61
オーストリア自殺予防学会 ………40
岡田有希子 …………………………37

カースト ……………………………82
外的対象 ……………………………112
解離症状 …………………………90, 97
解離性同一性障害 …………………51
加害者 ………………………………78
過呼吸発作 …………………………100
家族関係の不和 ……………………73
学校カースト ………………………81
カリスマ ……………………………64
カリスマ的権威 ……………………67
カルト ………………………………61
カルト脱会後の心理状態 …………72
寛解過程 ……………………………5
関係反応タイプ …………………97, 101
観衆 …………………………………78
感応現象 ……………………………101
感応精神病 …………………1, 9, 18
感応性反応 …………………………19
感応性妄想性障害 …………………1, 13
擬似的安心 ………………………80, 81
祈祷性精神病 ………………………14
木戸と李 ……………………………24
規範の内面化 ………………………87
気分変調性障害 ……………………51

虐待	60	コミュニケーション格差	82, 84
キャラ	84, 85, 86	コミュニケーションスキル	86
キャラ化	86	孤立化	78
ギュスターヴ・ル・ボン	104		
共依存的関係	78	**【さ】**	
教会	105	罪責感	111
境界性パーソナリティ障害	51	催眠	61
驚愕反応タイプ	97	自我理想	110, 115
教団に対する怒り	74	ジクムント・フロイト	104
恐怖アピール	70	自己愛	65
恐怖感	66	自己愛憤怒	80
共有性精神病性障害	1	自己カテゴリー化	71
去勢否認	46	自己知覚現象	71
キリスト教	105, 111	自己ビリーフ	62
栗林忠道	109	自己封鎖	66
クリント・イーストウッド	109	自殺関連サイト	45
グループダイナミックス	61	自殺対策基本法	33
呉	22	自殺報道	41, 42
群衆	104	自殺報道のガイドライン	40
群集心理	104	自殺名所での自殺	34
軍隊	105	思春期	98
群発自殺	33	思春期年代女性の同一化欲求の高まり	102
継発者	1, 2	自信喪失	72
ゲーテ	36	自責・後悔	73
権威ビリーフ	63	嫉妬妄想	9
権威への服従	67	指導者	105
原始群族	114	死の欲動	110
現実感	70	支配システム	67
原父の殺害	114, 116	支配―従属関係	3
攻撃性	110	自分探し系	83, 84
拘束された行動選択	67	嗜癖	78
交通事故死者数	33	司法的介入	87
ゴールデンゲートブリッジ	40	社会化・親密化困難	73
コックリさん遊び	98	社会病理現象	9
コミュニケーション	82, 83, 86		

社会病理現象的感応 ……………90
宗教カルト ……………………60
宗教妄想 ………………………26
集団 ……………………………60
集団自殺 ………………………34
集団心理学と自我分析 ………104
集団成極化 ……………………49
集団浅慮（groupthink）………68
集団の心 ………………………105
集団の組織化 …………………104
集団ヒステリー ………7, 9, 90, 96, 98
『集団』への帰属意識 …………100
祝祭 …………………………79, 80
条件づけ ………………………66
承諾誘導ルール ………………69
情緒不安定 ……………………74
情報の遮断 ……………………36
ショーペンハウアー …………106
心因反応 ………………………14
人格変換 ………………………14
審級 ……………………………115
心中天網島 ……………………35
心身症の傾向 …………………74
心的装置 ………………………115
心理操作 ………………………60
心理的な集団 …………………105
睡眠不足 ………………………66
スキーマ ………………………62
スクールカースト ………81, 82
ストレス ………………………66
スポーツの部活動 ……………99
精神障害 ………………………51
青年期 …………………………46
生の欲動 ………………………110
説得コミュニケーション ……69

切迫感 …………………………65
洗脳（brainwashing）………3, 69
全能体験 ………………………80
相互依存関係 …………………3, 15
曾根崎心中 ……………………35
その他のパーソナリティ障害 …51

【た】

対応策 …………………………87
体感幻覚 ………………………12
太古の遺産 ……………………112
卓越したビリーフ・システム …67
竹山 ……………………………23
近松門左衛門 …………………35
チャールス・ダーウィン ……114
中間集団全体主義 ……………81
超自我 …………………………110
超人 ……………………………117
テロリズム ……………………60
転換症状 ………………………97
伝染性 …………………………42
同一化 …………………………3, 108
同一化という機制 ……………98
同型妄想 ………………………20
同質集団 ………………………88
透明化 …………………………78
トーテム ………………………116
ドクターキリコ事件 …………54

【な】

ナポレオン ……………………109
ナルシシズム …………………106
ニーチェ ………………………117
二極思考 ………………………65
認知的不協和 …………………71

ネット自殺 ……………………………7
ネット心中 …………………………45
年間自殺者数 ………………………33
ノリ …………………………………80

【は】

反応性精神病 ………………………19
被暗示性 ……………………………34
被害者 ………………………………78
被害妄想 ……………………………24
被害妄想的な思考 …………………66
ひきこもり系 …………………83, 84
ヒステリー感応 ……………………25
ひながた ……………………………80
憑依感応 ……………………………24
憑依状態 ………………14, 24, 100
ビリーフ（belief） …………………62
ビリーフ・システム ………………62
疲労感 ………………………………65
2人組精神病 …………………………1
フローティング ……………………73
プロパガンダ戦略 …………………69
β-体験構造 …………………………79
傍観者 ………………………………78
紡績工場 ……………………………91
紡績の製造業 ………………………96
報道のあり方 ………………………42
発端者 ……………………………1, 2

【ま】

マインド・コントロール ………3, 60
マゾヒズム …………………………110
無力化 ………………………………78
群れ …………………………………114
メディアリテラシー教育 …………56

妄想感応 ……………………………24
妄想性うつ病 ………………………12
目標ビリーフ ………………………63
模倣性 …………………………34, 42
モラトリアム期 ……………………51
森田 …………………………………22

【や】

柳田國男 ……………………………29
優位―依存関係 ………………………3
抑うつ・不安傾向 …………………72
欲動 …………………………………110
吉野 …………………………………25

【ら】

理想ビリーフ ………………………62
リビード ……………………………105
両価性 ………………………………107
隣人愛 ………………………………106
冷笑観 ………………………………65
レフ・トルストイ …………………106
連鎖自殺 ……………………………34
恋着 …………………………………107
ロールシャッハ・テスト …………91

【わ】

若きウェルテルの悩み …………34, 36

【欧文】

Baeyer ………………………………20
Bleuler, E …………………………19
Bleuler, M …………………………20
bullying ……………………………77
CDC …………………………………33
Clérambeaut ………………………19

communicated psychosis	2
délire à deux	18
DSM	21
folie à beaucoup	29
folie à deux	1, 12, 18
folie communiquée	2, 12, 19
folie imposée	2, 19
folie induite	2
folie simultanée	2, 18
Gralnick	20
ICD	21
imposed psychosis	2
induced delusional disorder	1, 13, 21
induced psychosis	2
induced psychotic disorder	21
induziertes Irresein	1, 19
Intrapsychic-Interpersonal Spiral	79
IPS	79
Jaspers	19
Lasègue と Falret	18
Legrand du Saulle	18
Lehmann	19
Marandon de Montyel	19
mobbing	77
Régis	18
Scharfetter	20
Schneider	19
shared paranoid disorder	21
shared psychotic disorder	1, 21
simultaneous psychosis	2

©2008　　　　　　　　　　　第1版発行　2008年10月24日

集団の精神病理

（定価はカバーに表示してあります）

検印省略	編　著　　柏瀬　宏隆
	発行者　　服部　治夫
	発行所　　株式会社 新興医学出版社
	〒113-0033　東京都文京区本郷6丁目26番8号
	電話　03(3816)2853　　FAX　03(3816)2895

印刷　株式会社 藤美社　　ISBN978-4-88002-800-2　　郵便振替　00120-8-191625

- 本書の複製権・翻訳権・譲渡権・公衆送信権（送信可能化権を含む）は株式会社新興医学出版社が所有します。
- [JCLS]〈(株)日本著作出版権管理システム委託出版物〉
  本書の無断複写は著作権法上での例外を除き禁じられています。複写される場合は，その都度事前に(株)日本著作出版権管理システム（電話 03-3817-5670，FAX 03-3815-8199）の許諾を得てください。